动脉粥样硬化防治要略

主 编 郭书文 张 红 张 璐

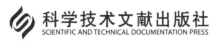

科学技术文献出版社
SCIENTIFIC AND TECHNICAL DOCUMENTATION PRESS

·北京·

图书在版编目（CIP）数据

动脉粥样硬化防治要略 / 郭书文，张红，张璐主编. —北京：科学技术文献
出版社，2021. 11（2024.11重印）

ISBN 978-7-5189-8602-6

Ⅰ .①动… Ⅱ .①郭… ②张… ③张… Ⅲ .①动脉粥样硬化—防治
Ⅳ .① R543. 5

中国版本图书馆 CIP 数据核字（2021）第 230461 号

动脉粥样硬化防治要略

策划编辑：薛士滨 责任编辑：薛士滨 张雪峰 责任校对：张吲哚 责任出版：张志平

出 版 者 科学技术文献出版社
地 址 北京市复兴路15号 邮编 100038
编 务 部 （010）58882938，58882087（传真）
发 行 部 （010）58882868，58882870（传真）
邮 购 部 （010）58882873
官 方 网 址 www.stdp.com.cn
发 行 者 科学技术文献出版社发行 全国各地新华书店经销
印 刷 者 北京虎彩文化传播有限公司
版 次 2021 年 11 月第 1 版 2024 年 11 月第 3 次印刷
开 本 710×1000 1/16
字 数 197千
印 张 12.25
书 号 ISBN 978-7-5189-8602-6
定 价 49.00元

《动脉粥样硬化防治要略》编委会

前　言

　　心血管疾病是当今社会人类健康的头号公敌，它的发病率和致残率远高于其他疾病，今后十年心血管疾病患病人数仍将快速增长。而心血管疾病发生的主要"背后推手"是动脉粥样硬化病变，动脉粥样硬化是一个复杂的病理过程，形成缓慢，且早期不易察觉。与其在发生或将要发生心血管病急性事件的时刻，予以搭桥、介入或强化药物救治，不如在早期加以干预，从根本上改善动脉粥样硬化病变的形成，打好"血管保卫战"。

　　目前防治动脉粥样硬化的主要方法是通过抑制内源性胆固醇合成来减少血浆胆固醇，如他汀类；还有降低机体氧化应激状态的药物等。这些药物虽然疗效显著，但易引发副作用，如横纹肌溶解、肝功能障碍、腹痛和胃胀等。相比之下，中医药强调"个体化"诊断和治疗，一些中成药（如通心络、血脂康、脂必妥、泰脂安胶囊）已经广泛用于动脉粥样硬化的治疗，副作用小、疗效显著。

　　由于动脉粥样硬化对人体的伤害具有隐匿性，为了引起人们对动脉粥样硬化的重视，并且找到行之有效的控制方法，本书从动脉粥样硬化概述、中医药特色诊疗优势、动脉粥样硬化饮食疗法、动脉粥样硬化运动疗法等方面，为大家详细解密动脉粥样硬化。翻开本书，大家既可以看到西医和中医如何治疗动脉粥样硬化，也可以看到安全有效预防动脉粥样硬化的方法，符合中医"治未病"的思想。防治结合，帮助大家控制斑块的形成，促进心身健康。

本书由北京中医药大学郭书文教授团队编写，郭教授从事中医药防治心血管疾病工作30余年，医术精湛，经验丰富，疗效显著，深受患者爱戴。同时，郭教授作为负责人承担过心血管相关国家自然科学基金、科技部国际合作专项等项目，研究成果获得教育部科技进步奖一等奖、国家科技进步奖二等奖。

鉴于疾病的复杂性和个体差异及部分编者经验不足，书中疏漏之处在所难免，恳请广大读者及学界同人批评指正！

目　　录

第一章 动脉粥样硬化

第一节 动脉粥样硬化分类

动脉粥样硬化是动脉的一种非炎症性病变，是动脉管壁增厚、变硬，失去弹性和管腔狭小的退行性及增生性病变的总称，常见的有动脉粥样硬化、动脉中层硬化和小动脉硬化。动脉粥样硬化（atherosclerosis，AS）是动脉硬化中最常见、最重要的一种，指大量胆固醇、胆固醇酯及磷脂等脂质在动脉内膜沉积，伴有平滑肌细胞和纤维组织增生，在动脉壁局部逐渐形成斑块，斑块内组织变性、坏死而崩解，与沉积的脂质结合，形成外观似粥样的物质，导致动脉壁增厚、弹性降低、管腔狭窄，引起局部组织器官缺血或血栓形成。若病变进一步发展则会发生动脉粥样硬化斑块的破裂，进而引发急性心脑血管事件。新的研究数据表明，引起急性心血管事件的不是大的病灶体积，而是斑块的坏死和破裂，也就是说，斑块的易损性是引起急性心脑血管事件的主要原因。"易损斑块"一词起源于 1994 年，是指易破裂、易于形成血栓、迅速进展为罪犯病变的斑块。斑块通常由一个坏死的脂质核心和一层纤维组织构成的纤维帽组成，脂质池包括富含粥样物质的泡沫细胞、退化的血液成分、坏死组织碎片和胆固醇结晶等。纤维帽覆盖在脂质核的表面，主要由平滑肌细胞和胶原基质组成。

目前医学界广泛认同的分类方法是美国心脏协会（American Heart Association，AHA）血管病变委员会推荐的动脉粥样硬化病变组织学分型标准，如图 1-1。

第二节 动脉粥样硬化病因病理

动脉粥样硬化的发生是一个十分漫长的过程，是多种危险因素长期、反复作用于大、中型动脉的结果。

AHA推荐的病变分型	病变进展顺序

Ⅰ型（起始）病变
　　散在的巨噬细胞源性泡沫细胞形成

Ⅱ型（脂纹）病变
　　多层泡沫细胞形成，细胞内脂质聚集

Ⅲ型（过渡）病变
　　散在的小的细胞外脂质池出现

Ⅳ型（粥样）病变
　　细胞外脂质池融合成大的脂质核心

Ⅴ型（纤维粥样）病变
　　纤维组织层形成

Ⅵ型（复杂）病变
　　表层损害，血肿–出血，血栓

Ⅶ型（钙化）病变
　　以钙化为主

Ⅷ型（纤维）病变
　　以纤维组织性改变为主

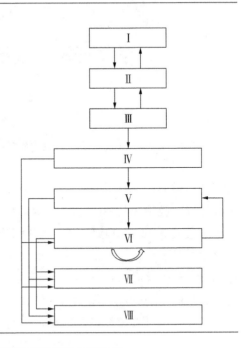

图1–1　动脉粥样硬化病变组织学分型标准

一、动脉粥样硬化的高危人群

1. 年龄

传统认为，动脉粥样硬化多发生于40岁以上人群。其实不然，一项最新的病理生理学研究证实，动脉粥样硬化自少儿期就开始发生，并随着年龄的增长逐渐加重。随着生活水平的提高，动脉粥样硬化发生年龄逐渐提前。因而人们从青少年开始就应该建立健康的生活方式，加强血管保护，重视健康积累，预防动脉粥样硬化，预防心脑血管病的发生。

2. 遗传因素

动脉粥样硬化的家族聚集现象表明，遗传因素是本病的危险因素。家族性高胆固醇血症患者细胞的低密度脂蛋白受体基因突变导致其功能部分丧失，从而使血浆低密度脂蛋白水平极度升高，发生高胆固醇血症，引发动脉粥样硬化。

3. 性别

男性与女性相比,女性发病率较低,但在更年期后其发病率增加。女性在绝经期时发病率仍低于男性;绝经后雌激素分泌减少,发病率会迅速增加。研究显示,性激素的代谢影响动脉粥样硬化的进展。

4. 不良生活习惯

(1)有研究指出,吸烟是动脉粥样硬化的一个独立危险因素,包括主动吸烟和吸二手烟,但具体机制并不明了。可以肯定的是,吸烟增加过氧化物的生成,过氧化物会灭活主要的血管舒张剂——一氧化氮。吸烟通过降低一氧化氮的生物利用度,使血管内皮功能紊乱,加速动脉粥样硬化形成。

(2)正常少量饮酒可以预防动脉粥样硬化;长期大量饮酒使心率加快、血流加速、血管扩张。有学者使用单纯高脂饮食喂养家兔,或者在高脂饮食的基础上加以不同剂量的酒精,发现这两者均能成功制造动脉粥样硬化模型。而单纯大量饮酒16周并不能建立草食性动物家兔动脉粥样硬化模型,这也印证了"无脂不成斑"学说,说明脂质在动脉粥样硬化形成和进展中有重要地位。有调查表明,在动脉粥样硬化患者中,肥胖者的人数约是体重正常者的5倍,肥胖者动脉粥样硬化的概率较正常体重者高1倍以上。当 BMI$\geqslant$30 kg/m^2,或亚洲男性腰围 >90 cm,亚洲女性腰围 >80 cm 时,推荐定期检测血脂,预防动脉粥样硬化。

5. 代谢综合征

代谢综合征,是指人体的蛋白质、脂肪、糖类(碳水化合物)等物质发生代谢紊乱,而在临床上出现的一系列综合征。例如糖代谢紊乱时出现糖耐量减低,导致糖尿病;脂肪代谢障碍时出现高脂血症、脂肪肝等;蛋白质代谢障碍时出现高尿酸血症及痛风等。随以上三大代谢障碍可出现许多并发症,如高血压、动脉粥样硬化、冠心病、脑中风等。中华医学会糖尿病学分会建议代谢综合征的诊断标准为具备以下五项中的三项或三项以上。①腹部肥胖:男性腰围 >90 cm,女性腰围 >85 cm;②血脂异常,空腹三酰甘油$\geqslant$1.7 mmol/L;③空腹 HDL-C <1.04 mmol/L;④高血压,收缩压/舒张压$\geqslant$130/85 mmHg 和(或)已确诊高血压者;⑤高血糖,空腹血糖(FBG)$\geqslant$6.1 mmol/L 和(或)P2hG$\geqslant$7.8 mmol/L 和(或)已确诊为糖尿病者。相关资料指出代谢综合征患者冠状动脉粥样硬化性心脏病风险是无代谢综合征患者的2倍之多。

6. 高血压

高血压患者患动脉粥样硬化的概率较正常人高 4 倍之多，并且许多动脉粥样硬化患者有高血压病史，两者常常互为因果。若高血压患者脂蛋白 α 异常升高可能是动脉粥样硬化的一个危险信号。

7. 糖尿病

一般认为胰岛素抵抗和高胰岛素血症可间接通过其对代谢相关危险因素的作用而影响动脉粥样硬化的形成。研究表明，在正常人群中，胰岛素抵抗的发生率为 20%，在无代谢紊乱的超重人群中可达 40%，2 型糖尿病患者中发生率可达 83.9%，糖耐量减低者中可达 65.9%，胆固醇增高者中可达 53.5%，高尿酸血症者中可达 88.1%。其抑制肝脏产生和释放葡萄糖，抑制脂肪分解从而释放过多的游离脂肪酸，加速动脉粥样硬化的形成。

8. 高同型半胱氨酸血症

食物中不含同型半胱氨酸（homocysteine，Hcy），在体内经蛋氨酸脱甲基化生成，主要通过再甲基化和转硫途径代谢。酶功能障碍和维生素缺乏均可导致同型半胱氨酸的升高。血清 Hcy 的正常值是 5～15 μmol/L。其作为一种酸性物质，若长期存在于血管中，对血管内皮的损伤如同将硫酸滴到皮肤上带来的伤害。研究表明，血清 Hcy 水平升高促使氧自由基生成，引起内皮损伤，削弱高密度脂蛋白胆固醇（HDL-cholesterol，HDL-C）的保护性作用。因此高同型半胱氨酸血症患者可较早出现动脉粥样硬化病变。

9. 肾功能不全

肾功能不全是由多种原因引起的，因肾小球严重破坏而使身体在排泄代谢废物和调节水电解质、酸碱平衡等方面出现紊乱的临床综合征。慢性肾衰竭显著加速动脉粥样硬化的发展，当 eGFR < 60 mL/（min · 1.73 m²）时需要警惕动脉粥样硬化的发生。

10. 血脂异常

血脂异常在动脉粥样硬化病变发生和进展中起着核心作用。血清总胆固醇（TC）、三酰甘油（TG）、低密度脂蛋白（LDL）和极低密度脂蛋白（VLDL）等血脂水平升高是动脉粥样硬化的主要危险因素。

11. 骨质疏松

骨质疏松和动脉粥样硬化均属于退变性疾病，近年流行病学研究提示绝经后骨质疏松与冠状动脉疾病、脑血管病之间有显著相关性；部分临床研究认为，绝经后女性骨密度降低与动脉钙化相关。

12. 其他

（1）久坐不动的生活方式、长期洗澡水过热、脑力劳动者、长期西方式饮食的人群及性情急躁、好胜心和竞争心强、不善于劳逸结合的 A 型性格者也需要注意动脉粥样硬化的发生。

（2）眼袋是人体脂肪代谢障碍的一种表现，眼袋明显的人多血脂偏高，需要加以防范；若身体某部位出现了黄色、橘黄色或棕红色的结节、斑块或疹子，医学上称为"黄色瘤"，提示高血脂比较严重，应予高度重视；睑黄疣是中老年血脂增高的信号，其本身对健康没有明显的损害，但是睑黄疣的出现提示患者血脂水平已经很高；角膜弓和眼底病变亦是高脂血症的特征性表现。

（3）慢性炎症性疾病的患者需要警惕动脉粥样硬化的发生，如类风湿性关节炎、系统性红斑狼疮等。

附：A 型性格特征：①雄心勃勃，争强好胜，对自己寄予极大的期望；②苛求自己，不惜任何代价实现目标；③以事业上的成功与否，作为评价人生价值的标准；④把工作日程排得满满的，试图在极少的时间里，做极多的工作；⑤终日忙碌紧张，不知道放松自己，极不情愿把时间花在日常琐事上。

二、动脉粥样硬化的发病机制

随着研究的不断进展，动脉粥样硬化的发病机制逐渐被人们认识，多种学说涉及其中，如脂质浸润学说、炎症学说、应激学说、损伤应答学说、免疫学说等。专家学者最为认可的是脂质浸润学说和炎症学说。

1. 脂质浸润学说

脂质浸润学说认为本病的发生主要由于血浆中过量的脂质（胆固醇和胆固醇酯）沉积在动脉内膜，过多沉积的脂质颗粒需要依赖巨噬细胞的吞噬清除。巨噬细胞吞噬的胆固醇可通过 HDL 转运至内皮外，使巨噬细胞能够继续吞噬脂质颗粒，完成清除工作。HDL 有抑制泡沫细胞形成的作用并阻止动脉粥样硬化的进展。如果 LDL 沉积过多，超过 HDL 转运能力，会导致巨噬细胞吞噬脂质颗粒不断增多，形成泡沫细胞直至死亡。大量泡沫细胞沉积在动脉内皮下可表现为动脉粥样硬化的脂纹期，大量泡沫细胞死亡形成脂质池，最终发展成典型的动脉粥样硬化斑块。大量研究已经证明脂质浸润学说的正确性，胆固醇升高可引起较高的患病率和死亡率，积极治疗可以挽

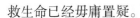

救生命已经毋庸置疑。

2. 炎症学说

LDL 进入内皮细胞，经内皮细胞氧化修饰为氧化修饰低密度脂蛋白（oxidized low density lipoprotein，ox-LDL），ox-LDL 会损伤内皮细胞并被单核细胞吞噬变为巨噬细胞，在有害物质的刺激下分泌促炎性细胞因子、蛋白酶等引起炎症反应。早期的巨噬细胞凋亡并不易被发现，因为一旦出现就会被旁边的巨噬细胞清除掉，称为"胞葬作用"，在胞葬作用坏死前它们都在保护细胞凋亡。这个过程引起了抗炎反应，产生抗炎细胞因子如 IL-10、TGF-β。晚期随着凋亡细胞的增加，内质网应激持续刺激；胞葬作用降低，凋亡细胞继发坏死，此时抗炎细胞亦不再发挥作用。而促炎性细胞因子如 TNF-α 刺激清道夫受体大量表达，促进巨噬细胞大量吞噬 ox-LDL，形成泡沫细胞，参与动脉粥样硬化病变的形成。

三、动脉粥样硬化病理变化

正常动脉壁由内膜、中膜和外膜三层构成，动脉粥样硬化病变主要累及主动脉、冠状动脉，以形成散在分布的斑块状病灶为特征。

1. 基本病理变化

（1）脂纹及脂斑：动脉粥样硬化早期病变为泡沫细胞堆积成团，形成肉眼可见的淡黄色条纹及斑点附着于内膜表面，常出现在主动脉后壁及分支，长短不一。

（2）纤维斑块：进一步发展，在脂纹表面和周围，胶原纤维增生，形成向内膜表面隆起的灰黄色纤维斑块。斑块逐渐变为略带光泽的瓷白色。镜下可见其表面有一层纤维帽，其下为增生的平滑肌细胞、巨噬细胞和泡沫细胞。

（3）粥样斑块：病变加重使纤维斑块深层细胞变性、坏死，这些坏死物质与病灶内的脂质混合成黄色粥样物质，故称为粥样斑块。

2. 易损斑块的病理学特征

（1）相对大的体积。

（2）薄的纤维帽（厚度 < 250 μm，平滑肌和胶原纤维含量少）。

（3）大的脂核（超过斑块体积的 40%）。

（4）较多的炎性细胞浸润（主要是巨噬细胞和激活的 T 淋巴细胞）。

（5）外向性（正性）重构。

（6）斑块内新生血管增加。

3. 粥样斑块的继发性变化

在纤维斑块和粥样斑块基础上继发的病变主要有斑块内出血、粥样斑块破裂溃疡、血栓形成、钙化、动脉瘤、血管腔狭窄等。其中斑块破裂是最危险的变化，斑块脱落的物质进入血液可引起胆固醇栓塞，极易引发急性心脑血管事件，危及生命。

4. 临床表现分期

本病发展过程可分为四期，但临床上各期并非严格按顺序出现，各期可交替或同时出现。

（1）无症状期（亚临床期）：过程长短不一，从较早的病理变化开始，直到动脉粥样硬化已经形成，但尚无器官或组织受累的临床表现。

（2）缺血期：由于血管狭窄而产生器官缺血的症状。

（3）坏死期：由于血管内急性血栓形成使管腔闭塞而产生器官组织坏死的表现。

（4）纤维化期：长期缺血，器官组织纤维化萎缩而引起症状。

第三节　动脉粥样硬化诊断

一、一般表现

动脉粥样硬化一般表现见表1-1。

表1-1　动脉粥样硬化一般表现

一般表现	具体特征
头部不适	经常觉得头沉、头闷（头部有紧箍和压迫感）、头晕、头痛，常伴有耳鸣，视物不清
眠差	入睡困难、易醒、多梦等。有些人需服用安眠药才能入睡，有些人表现为贪睡
记忆力下降	对人名、数字和最近发生的事情容易忘记
判断能力下降	对新事物的领悟能力减退，工作效率降低，自感不能胜任工作

续表

一般表现	具体特征
情感异常	常因为生活中的小事激动、发脾气、忧伤、情绪波动大，性格反常表现为热情变淡漠、慷慨变吝啬、整洁变散漫。还有些患者可出现焦虑、抑郁或恐惧等情感障碍
短暂的肢体麻木	一侧肢体或肢体的一部分麻木、无力、感觉异常
步态变化	步态慌张，小碎步，走路及转身缓慢、僵硬或不稳
其他表现	如腹痛、关节痛、黄素瘤、角膜弓、视网膜脂血症

二、检查

90% 以上患者表现为 Ⅱ 、Ⅲ 、Ⅳ 型高脂蛋白血症。

研究表明，血浆胆固醇尤其是 LDL-C 水平升高是动脉粥样硬化最主要的危险因素。血脂监测人群与分层标准见表 1-2 和表 1-3。

表 1-2 推荐监测血脂的人群

推荐监测血脂	①2 型糖尿病 ②心血管疾病 ③高血压 ④吸烟 ⑤ BMI ≥ 30 kg/m² 或腰围 > 90 cm（亚洲男性）或腰围 > 80 cm（亚洲女性）	⑥早发心血管病家族史 ⑦慢性炎症性疾病如类风湿关节炎，系统性红斑狼疮 ⑧慢性肾脏病［eGFR < 60 mL/（min/1.73 m²）］ ⑨家族性血脂异常病史
可选择监测血脂	男性 > 40 岁，女性 > 50 岁	

表 1-3 我国人群血脂水平分层标准

分层	TC	LDL-C	HDL-C	TG
合适范围	< 5.18 mmol/L（200 mg/dL）	< 3.37 mmol/L（130 mg/dL）	≥ 1.04 mmol/L（40 mg/dL）	< 1.70 mmol/L（150 mg/dL）
边缘升高	5.18 ~ 6.19 mmol/L（200 ~ 239 mg/dL）	3.37 ~ 4.12 mmol/L（130 ~ 159 mg/dL）		1.70 ~ 2.25 mmol/L（150 ~ 199 mg/dL）

续表

分层	TC	LDL-C	HDL-C	TG
水平升高	≥6. 22 mmol/L (240 mg/dL)	≥4. 14 mmol/L (160 mg/dL)	≥1. 55 mmol/L (60 mg/dL)	≥2. 26 mmol/L (200 mg/dL)
水平降低			<1. 04 mmol/L (40 mg/dL)	

血液流变学检查示血黏滞度增高、血小板活性增高。研究资料显示，血脂，尤其是三酰甘油水平是影响血黏度的重要因素之一。当 TG > 2. 15 mmol/L 时，血黏度将明显升高。

动脉粥样硬化斑块的影像学诊断标准：多普勒超声可发现动脉主要分支的流速、流向改变，提示管腔狭窄。具体诊断标准见表1-4。

表1-4　影像学诊断标准

主要标准	次要标准
动脉管腔严重狭窄	斑块浅表钙化结节
斑块内活动性炎症	血管镜下见黄色斑块
薄的纤维帽和大的坏死脂质核心	斑块内出血
内皮细胞脱落伴表层血小板聚集	内皮功能障碍
斑块裂隙与斑块受损	斑块正性重构

三、其他检查

其他检查见表1-5。

表1-5　其他检查

X 线检查	可见主动脉结向左上方凸出，偶尔可见片状或弧状钙质沉着阴影。
选择性或数字减影法动脉造影	可显示冠状动脉、脑动脉、肾动脉、肠系膜动脉和四肢动脉粥样硬化所造成的管腔狭窄或动脉瘤病变，以及病变所在的部位、范围和程度，有助于确定介入或外科治疗的适应证和选择施行手术的方式。

续表

脑血流图、脑电图、电子计算机断层显像或磁共振显像	有助于判断脑动脉的功能情况及脑组织的病变情况。
血管造影	诊断动脉粥样硬化最直接的方法。
放射性核素心脏检查、超声心动图检查、心电图检查	有助于诊断冠状动脉粥样硬化性心脏病。

四、动脉粥样硬化鉴别诊断

主动脉粥样硬化引起的主动脉变化和主动脉瘤，需与梅毒性主动脉炎和主动脉瘤及纵隔肿瘤相鉴别；冠状动脉粥样硬化引起的心绞痛和心肌梗死，需与冠状动脉其他病变所引起者相鉴别；心肌纤维化需与其他心脏病特别是原发性扩张型心肌病相鉴别；脑动脉粥样硬化所引起的脑血管意外，需与其他原因引起的脑血管意外相鉴别；肾动脉粥样硬化所引起的高血压，需与其他原因引起的高血压相鉴别；肾动脉血栓形成需与肾结石相鉴别；四肢动脉粥样硬化所产生的症状需与其他病因引起的动脉病变相鉴别。

第四节　动脉粥样硬化危害

根据动脉粥样硬化发生的部位不同，可以将其分为主动脉粥样硬化、冠状动脉粥样硬化、脑动脉粥样硬化、肾动脉粥样硬化、四肢动脉粥样硬化。病变部位不同其对机体的影响不同。

一、主动脉粥样硬化

该病好发于主动脉后壁及肋间动脉开口处，常比其他动脉的病变发生早而广泛。按病变严重程度排序依次为腹主动脉、胸主动脉、主动脉弓、升主动脉。在主动脉内膜出现各种不同时期、大小不等的纤维斑块、粥样斑块病变。但主动脉管腔较大，血流急速，即使动脉粥样硬化严重，也很少引起血液循环障碍、附壁血栓形成。对机体的影响主要是形成动脉瘤，以发生在肾动脉开口以下的腹主动脉处为最多见，其次是主动脉弓和降主动脉。一旦动脉瘤破裂，可以导致致命性大出血。

二、冠状动脉粥样硬化

该病好发于左冠状动脉前降支，其次是右冠状动脉干和左冠状动脉旋支。冠状动脉粥样硬化的病变程度不一，轻者只见少数脂纹、脂斑；重者粥样硬化斑块多，管腔狭窄并偏于一侧。偶可见出血、钙化、溃疡及血栓形成，甚至狭窄管腔完全阻塞。

由冠状动脉粥样硬化引起的心脏病，称为冠状动脉粥样硬化性心脏病，属于冠状动脉性心脏病的一种，简称冠心病。冠心病在全球的发病率和死亡率极高且逐年增多。根据临床病理特征，冠心病可分为心绞痛、心肌梗死和心肌硬化。其发病基础都是冠状循环改变引起冠状动脉血液供应与心肌需求之间不平衡而造成心肌损害，均属于缺血性心脏病的范畴。冠状动脉粥样硬化性心脏病几乎占全部缺血性心脏病的 90%。

（一）心绞痛

心绞痛是心脏急性暂时性缺血缺氧所致的以胸痛为特点的临床综合征。表现为阵发性心前区压迫性疼痛，疼痛常放射至左肩和左臂内侧，持续数秒到数分钟。心绞痛常在体力活动、情绪激动或寒冷等因素影响下发生。

（二）心肌梗死

心肌由于严重持续性缺氧而引起的坏死称为心肌梗死。心肌梗死最常见的原因是冠状动脉的急性闭塞，大多是在冠状动脉粥样硬化基础上并发血栓形成、斑块内出血等引起；少数病例是在冠状动脉严重狭窄的基础上，由于休克、阵发性心动过速或冠状动脉持久痉挛，冠状动脉血供急剧减少或中断。根据梗死的部位、分布特点分为透壁性心肌梗死和心内膜下心肌梗死。

心肌梗死可引起诸多并发症，主要有以下几种。

（1）乳头肌功能失调或断裂：乳头肌（主要为二尖瓣乳头肌）因缺血、坏死等而收缩无力或断裂，造成二尖瓣关闭不全，心尖区有响亮的吹风样收缩期杂音，并易引起心力衰竭。

（2）心力衰竭：心肌梗死使心肌收缩力显著减弱，可引起左心、右心或全心心力衰竭，是导致患者死亡的主要原因。左心衰竭最常见，右心衰竭

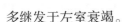

多继发于左室衰竭。

（3）心源性休克：当心肌梗死范围达左心室40%时，心室收缩力严重降低，血液不易搏出而引起心源性休克。患者血压下降，发生周围循环衰竭而死亡。

（4）心律失常：若梗死累及传导系统会引起传导阻滞，或者因为病变对心肌的影响发生各类型的心律不齐。

（5）附壁血栓：心肌梗死累及心内膜时可引起附壁血栓，血栓脱落后可引起栓塞、梗死。

（6）室壁瘤：梗死区坏死组织或瘢痕组织在心腔内压的作用下，逐渐向外膨出形成室壁瘤，多发生于左心室前壁近心尖处，常继发附壁血栓。

（7）急性心包炎：透壁性心肌梗死累及心外膜引起急性浆液纤维素性心包炎。

（8）心脏破裂：为早期少见但严重的并发症，常在发病一周内出现，多为心室游离壁破裂，因产生心包积血和急性心包堵塞而猝死，偶为心室间隔破裂穿孔，在胸骨左缘第四肋间出现响亮的收缩期杂音，常伴震颤，可引起心力衰竭而迅速死亡。

（三）心肌硬化

广泛的心肌纤维化称为心肌硬化，是缺血性心脏病中常见的一种类型。冠状动脉粥样硬化时，血管腔狭窄，造成心肌长期供血不足，心肌萎缩，间质纤维组织增生，导致心肌硬化，心脏缩小变硬。心肌硬化病程常达多年，以后逐渐发展为左心衰竭，时伴心绞痛发作。

（四）冠心病猝死

由冠心病引起的猝死即为冠心病猝死，指患者于心肌缺血发作数分钟或数小时内死亡，常在家中或送医院途中发生。多由于供给心脏血液的冠状动脉主支突发梗死（通常由血栓造成），导致心肌大面积缺血或急性坏死；或急性心肌梗死后心肌缺乏营养致心肌破裂；或在动脉粥样硬化的基础上，发生冠状动脉痉挛致心脏电生理紊乱，引起严重心律失常（如心室纤颤）。

三、脑动脉粥样硬化

脑动脉粥样硬化的发生较主动脉及冠状动脉粥样硬化晚，好发于大脑中动脉及脑基底动脉。脑动脉壁较薄，从血管表面即可透见粥样硬化斑块。脑动脉粥样硬化时，脑组织因长期供血不足可发生萎缩、脑回变窄，严重者可见智力减退（老年性痴呆）。如斑块继发血栓形成，可引起局部脑组织急性缺血而发生脑软化灶，临床上可出现失语、偏瘫甚至死亡。如形成小动脉瘤，当血压突然升高时，可致动脉瘤破裂而发生脑和蛛网膜下腔出血。

四、肾动脉粥样硬化

该病常见于肾动脉开口处、叶间动脉、弓形动脉。由于动脉管腔狭窄，肾组织会发生缺血萎缩，间质纤维组织增生；或者动脉管腔完全阻塞致肾梗死，使肾脏缩小、变形，形成动脉粥样硬化性固缩肾。

五、四肢动脉粥样硬化

该病以下肢动脉粥样硬化为常见且严重。当动脉管腔狭窄时，肢体活动时可因缺血而出现间歇性跛行；长期慢性缺血可引起肢体萎缩；当肢体动脉管腔严重狭窄继发血栓形成，而又无有效的侧支循环时，可发生缺血性坏死和坏疽。

可见，动脉粥样硬化累及全身大、中动脉，可导致血管狭窄，甚至继发血栓形成，引起组织、器官的慢性或急性缺血损伤。尤其是心、脑等重要器官的动脉粥样硬化可对机体产生严重影响。

第五节 动脉粥样硬化治疗

一、常用药物

动脉粥样硬化通过升高血脂浓度，影响血浆脂蛋白分布；增加血液凝固性，影响血小板的功能；损伤血管壁内膜，增加血管内皮细胞通透性；刺激血管平滑肌细胞增生等方式引起。目前药物治疗多从这些发病机制来防治动脉粥样硬化。

为防止不良反应的发生，药物治疗时应注意以下几点。

（1）根据患者的原发疾病、血脂水平决定是否需要用调脂药物，如需用药，先判定治疗的目标值，按药物的不同特点（作用强度、安全性和药物相互作用）及患者的具体情况选择合适的药物。初始服用他汀类药物时剂量不宜过大，而后逐渐加大至指南所推荐的剂量。

（2）如血 LDL-C 或 TC 水平甚高，单用一种他汀类药物的标准剂量不足以达到治疗目标，可以选择他汀类药物与其他降脂药合并治疗。由于联合他汀类药物与贝特类药物或烟酸治疗有增加不良反应的风险，治疗时可采取晨服贝特类、晚服他汀类，避免血药浓度的显著升高。

（3）当患者出现肌痛、肌无力、棕色尿，或肌酸激酶（CK）或谷丙转氨酶（ALT）、谷草转氨酶（AST）超过安全限度时，应及时停用他汀类药物。

（4）对于高龄（>80 岁）、女性、体形瘦小、慢性肝肾疾病、甲状腺功能低下等患者，调脂药物（主要为他汀类）初始服用剂量不宜过大，而后逐渐加大至指南所推荐的剂量。

（5）他汀类药物，尤其是联合贝特类药物治疗时需尽量避免与大环内酯类抗生素（如红霉素）、抗真菌药物（如制霉菌素）、胺碘酮等药物合用。

（6）初始用药 4 周需复查血脂、肝功能、肾功能及心肌酶，以后每 3 ～ 6 个月再复查上述指标，尤其在服药过程中发生肌无力或肌痛时。

如何选择调脂药物是医生指导脂代谢紊乱患者治疗的关键之一，一般可按血脂异常简易分型选药，如果为 TC、LDL-C 增高者，可以选他汀类或烟酸类；如果合并糖尿病一般不选烟酸类；如果以 TG 增高为主，可以选择贝特类或烟酸类；对于混合型高脂血症患者以 TC 和 LDL-C 升高为主，可选用他汀类；以 TG 为主则用贝特类；如果 TG、LDL-C、TC 均显著升高，可以考虑联合用药，如贝特类加树脂类或烟酸类加树脂类。联合用药需要谨慎，注意不良反应的增加或出现毒性反应，少数患者会出现横纹肌溶解综合征，应定期查肌酸激酶（CK）、肝功能等。

（一）他汀类

他汀类药物是 3 - 羟基 - 3 - 甲基戊二酰辅酶 A 还原酶抑制剂，通过竞争性抑制 HMG-CoA 还原酶，使 HMG-CoA 向甲羟戊酸转化减少，减少 LDL-C 的生物合成。他汀类药物具有抑制平滑肌细胞增生和血管内皮的炎性反应、稳定斑块、改善血管内皮功能、延缓动脉粥样硬化程度、保护神经和抗血栓等作用。

1. 阿托伐他汀

（1）药物名称

中文通用名称：阿托伐他汀钙片。

英文通用名称：Atorvastatin Calcium Tablets。

其他名称：阿托伐他汀钙、立普妥、阿乐。

（2）用法用量

①一般情况：常用起始剂量为每次 10 mg，每日 1 次。应根据血清 LDL-C 基线水平、治疗目标和患者的治疗效果进行剂量的个体化调整。剂量调整间隔时间应为 4 周或更长。本药最大剂量为每次 80 mg，每日 1 次。

②原发性高胆固醇血症和混合型高脂血症：大多数患者服用本药每次 10 mg，每日 1 次，其血脂水平可得到控制。治疗 2 周内可出现疗效，治疗 4 周内可见显著疗效，长期治疗可维持疗效。

③杂合子型家族性高胆固醇血症：初始剂量为每日 10 mg，随后应遵循剂量的个体化原则，逐步调整剂量（间隔时间为 4 周）至每日 40 mg。如果仍未达到满意疗效，可将剂量调整至最大剂量每日 80 mg 或用本药 40 mg 联合胆酸螯合剂治疗。

④纯合子型家族性高胆固醇血症：推荐剂量为每日 10 ~ 80 mg。本药应作为其他降脂治疗措施（如 LDL 血浆透析法）的辅助用药；当无其他治疗手段时，本药可单独使用。

（3）制剂规格

阿托伐他汀钙片。规格：①10 mg；②20 mg；③40 mg。

贮法：避光，密封保存。

（4）药理

①药效学：本药通过竞争性抑制 HMG-CoA 还原酶从而减少内源性胆固醇合成，降低血浆 TC 水平。这样，一方面由于肝细胞合成胆固醇减少而阻碍了 VLDL 的合成和释放；另一方面通过自身调节机制，代偿性地增加了肝细胞膜上 LDL 受体的数目、活性及 LDL 与其受体的亲和力，使血浆中大量的 LDL 被摄取，经 LDL 受体途径代谢为胆汁酸而排出体外，进一步降低了血浆 LDL-C、VLDL-C 和 TC 水平。此外，由于本药抑制胆固醇的生物合成，干扰脂蛋白的合成，使血浆 TC 水平下降，因此血浆三酰甘油水平也有一定程度的降低。

临床试验已证实本药可降低血浆 TC（30% ~ 46%）、LDL-C（41% ~ 61%）、ApoB（34% ~ 50%）及 TG（14% ~ 33%），同时不同程度地升高 HDL-C 和载脂蛋白 A1（Apolipoprotein A1，ApoA1）。上述结果与在杂合子型家族性高胆固醇血症患者、非家族性高胆固醇血症患者和混合型高脂血症患者（包括非胰岛素依赖型糖尿病患者）中一致。本药也可有效降低纯合子型家族性高固醇血症患者的血浆 LDL-C 水平，而一般降脂药对这类患者的疗效不佳。

②药动学：本药口服后吸收迅速，吸收程度与剂量成正比。绝对生物利用度约为 12%，抑制 HMG-CoA 还原酶的系统利用度约为 30%。口服后 1～2 h 血药浓度达峰值。食物虽可降低药物的吸收速度约 25%、吸收量（以曲线下面积计）约为 9%，但并不影响其降低 LDL-C 的效果。本药 98% 以上与血浆蛋白结合，平均分布容积为 565 L。本药由肝脏细胞色素 P450 3A4 代谢为邻位、对位羟基衍生物和多种 β - 氧化产物；体外试验中，邻位和对位羟基化代谢产物对 HMG-CoA 还原酶的抑制作用与本药相当。血液循环中对 HMG-CoA 还原酶的抑制作用约 70% 来自其活性代谢产物。本药经肝脏和（或）肝外代谢后主要经胆汁清除，但未发现有肝肠循环。平均血浆消除半衰期约为 14 h，因其活性代谢产物的作用，HMG-CoA 还原酶抑制剂半衰期为 20～30 h。本药 98% 随粪便排泄，不足 2% 随尿液排泄。

（5）注意事项

①用药期间应定期（尤其是治疗 2 周后）检测血浆 TC、LDL-C、HDL-C 和三酰甘油水平以观察疗效。

②建议在治疗前、治疗开始后 6 周和 12 周或增加剂量时检查肝功能，长期治疗时应定期（如每 6 个月）检查肝功能，用药期间出现任何提示有肝脏损害的症状或体征时应及时检查肝功能，出现血清氨基转移酶水平升高时应加以监测直至恢复正常。

③用药期间出现任何提示肌病的症状或体征时应检查血清肌酸激酶。

（6）不良反应

①最常见的不良反应为便秘、胃肠胀气、消化不良、腹痛、头痛、恶心、肌痛、乏力、腹泻和失眠，少于 2% 患者可出现胃肠炎、口干、畏食、腿痉挛、肌炎、肌无力、发热、光过敏反应、嗜睡、健忘、多梦、性欲下降、直立性低血压、心悸。

②可出现血清肌酸激酶水平升高。2.5% 患者血清肌酸激酶水平升高超过正常上限的 3 倍，0.4% 患者升高超过正常上限的 10 倍；0.1% 患者伴有肌痛、触痛或肌无力。

③可出现血清氨基转移酶水平升高，通常发生在治疗前 3 个月，常为轻微和一过性的，不需要中断治疗。具有临床意义的血清氨基转移酶水平升高

（超过正常上限 3 倍）的发生率为 0.8%。此不良反应的发生与剂量相关，且为可逆性的。

④尚有以下罕见的不良事件报道：肌病、横纹肌溶解、感觉异常、周围神经病、胰腺炎、肝炎、胆汁淤积性黄疸、呕吐、脱发、瘙痒、皮疹、阳痿、高血糖症、低血糖症、胸痛、头晕、血小板减少症和过敏反应（包括血管神经性水肿）。

2. 洛伐他汀

（1）药物名称

中文通用名称：洛伐他汀。

英文通用名称：Lovastatin。

其他名称：艾乐汀、海立、海立之、乐福欣、乐瓦停、罗华宁、洛凡司丁、洛之达、脉温宁、美降之、美维诺林、明维欣等。

（2）用法用量

①一般轻、中度高胆固醇患者起始剂量为每日 10 mg，晚餐时顿服。标准剂量为每日 20 mg，一次顿服或早晚分次服用。若需要调整剂量则应间隔 4 周，最大剂量可至每日 80 mg，一次顿服或分早晚 2 次服用。当 LDL-C 降至 1.94 mmol/L 以下或 TC 降至 3.6 mmol/L 以下时，应减量。

②冠状动脉粥样硬化者，每日 40~80 mg，分 2 次服用，当 TC 下降至 2.85 mmol/L 以下时，可减量。

③肾功能不全时，本药剂量应降低。

（3）制剂规格

1）洛伐他汀片。规格：①10 mg；②20 mg；③40 mg。

贮法：避光，密闭保存。

2）洛伐他汀分散片。规格：20 mg。

贮法：密封，在凉暗处保存。

3）洛伐他汀胶囊。规格：①2 mg；②4 mg；③10 mg；④20 mg。

贮法：避光，30 ℃以下保存。

4）洛伐他汀颗粒。规格：1 g（含洛伐他汀 20 mg）。

贮法：避光，密闭，阴凉干燥处保存。

（4）药理

①药效学：本药为从真菌培养液中分离制备的 HMG-CoA 还原酶抑制药，其作用特点为：a. 在肝脏通过竞争性抑制胆固醇合成过程中的限速酶

HMG-CoA 还原酶，使胆固醇的合成减少。b. 触发肝代偿性增加 LDL 受体的合成，使肝对 LDL 的摄取增加，最终使血胆固醇和 LDL 水平降低，同时有利于动脉粥样硬化和冠心病的防治。

另外，本药还具有降低血清三酰甘油水平和增高血 HDL 水平作用，但不适用于以三酰甘油升高为主的患者。对纯合子型家族性高胆固醇血症的治疗效果较差，可能与这类患者无功能性 LDL 受体有关。

②药动学：口服约 30% 被吸收，与食物同服可增加吸收。口服后 2～4 h 血药浓度达峰值，长期治疗后停药，作用可持续 4～6 周。在肝内被水解为多种代谢产物（包括以 β-羟基酸为主的三种活性产物）。血浆蛋白结合率高达 95%。半衰期为 3 h。83% 从粪便排出，10% 从尿排出。

（5）注意事项

①禁忌证：对本药过敏者；活动性肝病者；持续肝功能异常者；孕妇及哺乳期妇女。

②慎用：对其他 HMG-CoA 还原酶抑制剂过敏者；有肝病史者；大量饮酒者；儿童。

③药物对妊娠的影响：本药可致动物胎仔发育不良，不推荐孕妇使用。

④药物对哺乳的影响：尚不清楚本药是否排入乳汁，不推荐用于哺乳妇女。

⑤药物对检验值或诊断的影响：用药期间血氨基转移酶可能增高。

⑥用药前后及用药时应当检查或监测血胆固醇、肝功能和肌酸激酶。

（6）不良反应

①消化系统：较多见恶心、腹胀、腹泻；其他可有腹痛、消化不良、食欲减退、便秘、胆道阻塞性黄疸及肝功能损害等；罕见急性胰腺炎（见于治疗 3 个月内）。

②精神神经系统：较多见头痛、眩晕，少见失眠；其他可有感觉异常、焦虑等。

③皮肤：较多见皮疹；其他可有瘙痒、多形性红斑、Stevens-Johnson 综合征、轻度表皮松解症；罕见血管神经性水肿、狼疮样综合征、荨麻疹、发热、颜面潮红等报道。

④肌肉骨骼：罕见肌痛、肌炎、关节炎、关节疼痛、横纹肌溶解（表现为肌肉疼痛、发热、乏力常伴血肌酸激酶增高，甚至导致肾衰竭）等。

⑤其他：少见阳痿，罕见血小板和白细胞减少、嗜酸粒细胞增多、溶血

性贫血、光敏感、寒战、呼吸困难、视物模糊等。给予小鼠 3～4 倍人用剂量时可致癌，但在人类大规模长期临床试验中未见肿瘤发生增加，已有的研究也未发现本药有致突变作用。

3. 普伐他汀

（1）药物名称

中文通用名称：普伐他汀钠片。

英文通用名称：Pravastatin Sodium Tablets。

其他名称：帕瓦停、帕伐他定、普拉固、美百乐镇、普伐他汀钠、普拉司丁、萘维、萘维太定、美百乐。

（2）用法用量

成人开始剂量为 10～20 mg，一日 1 次，临睡前服用。应随年龄及症状适当增减，一日最高剂量 40 mg。

（3）制剂规格

普伐他汀钠片。规格：①10 mg；②20 mg；③40 mg。

贮法：密封，在凉暗处保存。

（4）药理

①药效学：普伐他汀通过两方面发挥降脂作用。第一，可逆性抑制 HMG-CoA 还原酶活性使细胞内胆固醇的量有一定程度的降低，导致细胞表面的 LDL 受体数的增加，从而加强了由受体介导的 LDL-C 的分解代谢和血液中 LDL-C 的清除。第二，通过抑制 LDL-C 前体 VLDL-C 在肝脏中的合成从而抑制 LDL-C 的生成。

②药动学：普伐他汀口服吸收快，达峰时间为 1～1.5 h。根据同位素标记药物在尿液中的回收率计算，平均普伐他汀口服吸收率为 34%，绝对生物利用度为 17%。虽食物影响其吸收，降低其生物利用度，但进餐时服药或餐前 1 h 服药，其降脂活动无明显变化。普伐他汀有明显的肝脏首过效应（相关系数为 0.66），肝脏是胆固醇合成、LDL 清除的主要器官，也是本品发挥药理作用的主要部位。

（5）注意事项

①与其他 HMG-CoA 还原酶抑制剂类似，普伐他汀可能升高碱性磷酸酶及转氨酶的水平。建议在治疗前、调整剂量前或其他需要时，应测定肝功能。伴有活动性肝脏疾病或不明原因的持续性转氨酶升高患者，禁用普伐他汀。对近期患过肝脏疾病、提示有肝脏疾病（例如，不明原因的持续性转

氨酶升高、黄疸）、酗酒的患者，使用普伐他汀需谨慎。对于这些患者，宜从最小推荐剂量开始，逐步调整到有效治疗剂量，并需密切观察。治疗期间，患者若出现转氨酶升高或者肝脏疾病的症状或体征，需复检肝功能，直到肝功能恢复正常。若 AST 或 ALT 持续超出正常值上限 3 倍或 3 倍以上，则停用普伐他汀。

②普伐他汀和其他同类药物，罕见引起横纹肌溶解伴继发于肌红蛋白尿的急性肾衰竭。普伐他汀可引起无并发症的肌痛。如果出现肌酸激酶明显升高，怀疑有肌病或者确诊有肌病，停用普伐他汀。若患者出现急性或严重的会导致发生继发于横纹肌溶解的急性肾衰竭，如败血症、低血压、大手术、创伤，重症代谢性、内分泌疾病，电解质紊乱，未控制的癫痫等情况时，暂停使用普伐他汀。

③同时使用红霉素、环孢霉素、烟酸、贝特类药物，可增加其他 HMG-CoA 还原酶抑制剂引起肌病的可能性。临床试验发现，联合药物治疗组患者的肌酸激酶水平升高和因骨骼肌肉症状而停药的发生率，与安慰剂对照组、单用吉非贝齐组、单用普伐他汀组相比有升高的趋势。单用贝特类药物治疗偶有肌病发生。除非联合用药的降脂作用的益处明显大于危害，一般情况下，普伐他汀不应与贝特类药物合用。

④肾功能不良的患者每日口服本品 20 mg，虽未见明显药代动力学变化，但曲线下面积及半衰期有轻微升高。若肾功能不良患者以该剂量服用应予以严密观察。

（6）不良反应

①横纹肌溶解综合征：以肌肉痛、乏力感、肌酸激酶上升、血中及尿中肌红蛋白上升为特征，随之引起急性肾衰竭等严重肾损害，若出现此类症状应立即停药。

②肝功能障碍：可能出现伴有黄疸、显著 AST 及 ALT 上升等肝功能障碍，故应注意观察，此种情况应立即停药并给予适当处理。

③其他：血小板减少；肌病；周围神经障碍；过敏症状。

4. 瑞舒伐他汀

（1）药品名称

中文通用名称：瑞舒伐他汀钙片。

英文通用名称：Rosuvastatin Calcium Tablets。

其他名称：可定。

（2）用法用量

①在治疗开始前，应给予患者标准的降胆固醇饮食控制，并在治疗期间保持饮食控制。本品的使用应遵循个体化原则，综合考虑患者个体的胆固醇水平、预期的心血管危险性以及发生不良反应的潜在危险性。

②口服。本品常用起始剂量为 5 mg，一日 1 次。对于那些需要更强效地降低 LDL-C 的患者可以考虑 10 mg，一日 1 次作为起始剂量，该剂量能控制大多数患者的血脂水平。如有必要，可在治疗 4 周后调整剂量至高一级的剂量水平。本品每日最大剂量为 20 mg。

（3）制剂规格

瑞舒伐他汀钙片。规格：①5 mg；②10 mg；③20 mg。

贮法：密封，在干燥处保存。

（4）药理

瑞舒伐他汀的主要作用部位是肝，降低胆固醇的靶向器官。瑞舒伐他汀增加了肝 LDL 细胞表面受体数目，促进 LDL 的吸收和分解代谢，抑制了 VLDL 的肝合成，由此降低 VLDL 和 LDL 微粒的总数。对于纯合子与杂合子型家族性高胆固醇血症患者、非家族性高胆固醇血症患者、混合型血脂异常患者，瑞舒伐他汀能降低其总胆固醇、LDL-C、ApoB、非 HDL-C 水平。瑞舒伐他汀也能降低 TG、升高 HDL-C 水平。对于单纯高三酰甘油血症患者，瑞舒伐他汀能降低其总胆固醇、LDL-C、VLDL-C、ApoB、非 HDL-C、TG 水平，并升高 HDL-C 水平。

（5）注意事项

①在使用本品之前应接受标准的节食降脂治疗，使用本品治疗期间也应继续进行节食治疗。治疗剂量应当根据治疗目标和患者对本品的反应程度因人而异。

②饮酒过量和（或）有肝脏疾病史的患者，应慎用本品。

③建议在开始使用本品治疗前和治疗后 3 周做肝功能测试。如果血清转氨酶水平高于正常范围上限的 3 倍以上时，应停止用药或降低剂量。

④患者如有不明确的肌肉痛或者无力，应立即报告。这些患者应测试其肌酸激酶水平。如果肌酸激酶水平显著上升（ > 10 × ULN），或发现临床诊断或怀疑有肌病时，应停止使用本品治疗。

⑤在任何提示有肌病或提示诱发伴随横纹肌溶解（如脓毒症、紧张、大手术、外伤、严重代谢失调、内分泌失调和电解质失调）的急性肾衰竭

状态下均不应使用本品。

（6）不良反应

瑞舒伐他汀不良反应主要为头痛、头晕眼花、便秘、恶心呕吐、腹痛、肌痛及虚弱乏力等，这些不良反应的发生率均较低，且一般是轻度和暂时的。像其他 HMG-CoA 还原酶抑制剂一样，随剂量增加其不良反应发生频率也会增加。另外，据报道每日 80 mg 剂量（非推荐剂量）时可能发生横纹肌溶解。在少数服用瑞舒伐他汀的患者中观察到转氨酶和肌酸激酶呈剂量依赖性的增加，或者以量油计测试法检测到管状蛋白尿（并不预示着急性或进行性肾衰竭），但这些不良反应多为轻微的、暂时的，且可自行消失。

5. 辛伐他汀

（1）药物名称

中文通用名称：辛伐他汀。

英文通用名称：Simvastatin。

其他名称：利之舒、塞瓦停、赛夫丁、舒降之、斯伐他汀、辛可、忆辛、泽之浩、征之等。

（2）用法用量

①高胆固醇血症：一般始服剂量为每日 10 mg，晚间顿服。对于胆固醇水平轻至中度升高的患者，始服剂量为每日 5 mg。若需调整剂量则应间隔 4 周以上。最大剂量为每日 80 mg，晚间顿服。当低密度脂蛋白胆固醇水平降至 1.94 mmol/L 或总胆固醇水平降至 3.6 mmol/L 以下时，应减量。

②纯合子型家族性高胆固醇血症：根据临床对照研究结果，对纯合子型家族性高胆固醇血症患者，建议每日 40 mg，晚间顿服，或每日 80 mg，分 3 次服（早晨 20 mg，午间 20 mg，晚间 40 mg）。应与其他降脂疗法联合应用（如低密度脂蛋白提取法），当无法使用这些方法时，也可单独应用本药。

③冠心病：冠心病患者可以每晚服用 20 mg 作为起始剂量，如需要剂量调整，可参考"高胆固醇血症"的用法与用量。

④联合给药：本药单独应用或与胆酸螯合剂协同应用时均有效。对于已同时服用免疫抑制剂类药物的患者，本药的推荐剂量为每日 10 mg。

⑤肾功能不全：轻、中度肾功能不全时不必调整剂量，但当肌酐清除率低于 30 mL/min 时应减量，当每日剂量超过 10 mg 时谨慎给药。

（3）制剂规格

1）辛伐他汀片。规格：①5 mg；②10 mg；③20 mg。

贮法：阴凉干燥处，密闭保存。

2）辛伐他汀胶囊。规格：①5 mg；②10 mg。

贮法：避光，密封阴凉干燥处保存。

（4）药理

①药效学：药物本身无活性，其水解产物在肝内通过竞争性抑制胆固醇合成过程中的限速酶 HMG-CoA 还原酶，使胆固醇的合成减少及低密度脂蛋白受体合成增加，从而使血胆固醇和低密度脂蛋白胆固醇水平显著降低。也可中度降低血三酰甘油和增高高密度脂蛋白水平，从而有利于动脉粥样硬化和冠心病的防治。

②药动学：进食后吸收良好，首过效应较高，口服生物利用度约为5%。口服后 1.3～2.4 h 血药浓度达高峰，2 周起效，4～6 周作用达高峰。长期治疗后停药，作用可持续 4～6 周。血浆蛋白结合率约为 95%。吸收后肝内浓度最高，并在此广泛水解为以 β–羟基酸为主的活性产物。半衰期为 3 h。60% 经胆汁从粪便排出，13% 随尿液排出。

（5）注意事项

①禁忌证：对本药过敏者；血清氨基转移酶持续升高者；活动性肝病患者。

②慎用：对其他 HMG-CoA 还原酶抑制剂过敏者；大量饮酒者；有肝病史者；儿童及青少年。

③药物对儿童的影响：儿童有限应用本药未见异常，但长期应用的安全性尚未确立。

④药物对妊娠的影响：本药可致动物胎仔发育不良，不推荐孕妇使用。

⑤药物对哺乳的影响：尚不清楚本药是否能排入乳汁，不推荐哺乳期妇女用药。

⑥药物对检验值或诊断的影响：用药期间血氨基转移酶可能增高。

⑦用药前后及用药时应当检查或监测胆固醇、肝功能和肌酸激酶。

（6）不良反应

①消化系统：常见腹痛、便秘、胃肠胀气；较多见恶心、腹泻；罕见黄疸、急性胰腺炎（见于治疗 3 个月内）、血清氨基转移酶显著持续升高；也有引起碱性磷酸酶和 γ–谷氨酰转肽酶升高的报道。

②精神神经系统：偶见头痛，也可有眩晕、失眠、感觉异常及外周神经病。

③肌肉骨骼：罕见肌痛、肌炎、关节炎、关节痛、横纹肌溶解。

④皮肤：较多见皮疹，罕见血管神经性水肿、狼疮样综合征、荨麻疹、光敏反应、皮肤潮红等。

⑤其他：罕见脉管炎、血小板减少、嗜酸粒细胞增多、呼吸困难、阳痿等。给予小鼠 3~4 倍人用剂量时可致癌，但在人类大规模长期临床试验中未见肿瘤发生增加；已有的研究也未发现本药有致突变作用。

（二）贝特类

贝特类药物对血脂的调节作用，一部分是通过转录基因编码，进而控制脂蛋白代谢。贝特类能激活过氧化物酶体增殖物激活受体（peroxisome proliferator-activated receptor α，PPAR-α），进一步激活 LPL、ApoA-5 和减少 LPL 抑制剂 ApoC-3 的产生，从而增加脂肪的溶解和清除血浆中致动脉粥样硬化的 TG。贝特类药物治疗也能促进脂肪酸的 β-氧化，减少游离脂肪酸合成 TG。此外，贝特类通过降低乙酰辅酶 A 羧化酶和脂肪酸合成酶的活性从而抑制脂肪酸的从头合成，进而减少脂肪酸向 TG 的合成。PPAR-α 的激活也增加高密度脂蛋白中的主要蛋白质 apoA1、apoA2 的合成。

混合型高脂血症的患者，TG > 2.26 mmol/L 但 < 4.52 mmol/L 时，首选他汀类药物，可使 TG 水平下降 30%，待 LDL 达标后再根据血脂情况选择单药治疗或联合治疗。氟伐他汀单独或联合治疗混合型高脂血症研究（FACT 研究）表明氟伐他汀与苯扎贝特合用有效降低 LDL-C 水平 24%，降低 TG 水平 38%，升高 HDL-C 水平 22%，优于单药治疗时的降脂疗效。辛伐他汀联合非诺贝特治疗高脂血症研究（SAFARI 研究）纳入 618 例致动脉粥样硬化血脂异常的患者，分别接受辛伐他汀联合非诺贝特和单用辛伐他汀治疗。结果显示两药联合治疗较单一治疗进一步显著降低 TG（23%）和 LDL-C（5.4%），同时进一步显著升高 HDL-C 水平（8.9%）。上述研究表明，他汀类与贝特类联合能达到协同的调脂作用，并有助于血脂全面达标。贝特类与他汀类药物联用可能有叠加的抗感染和改善血管内皮功能作用。多项临床研究报道，阿托伐他汀或辛伐他汀与非诺贝特联合治疗可显著降低患者血浆 C-反应蛋白水平。在各种贝特类药物中，非诺贝特与他汀类联用的试验证据最多，欧洲药品管理局推荐贝特类与他汀类联用中考虑非诺贝特。也有研究报道，吉非贝齐与他汀类药物联用时肌病发生率较高，尤其是西立伐他汀与吉非贝齐联用时，发生致命性横纹肌溶解的风险明显增高，应避免

吉非贝齐与他汀类药物的联用。

1. 苯扎贝特

（1）药品名称

中文通用名称：苯扎贝特片。

英文通用名称：Bezafibrate Tablets。

其他名称：阿贝他、必降脂。

（2）用法用量

①口服苯扎贝特片每日 3 次，每次 200～400 mg。可在饭后或与饭同服。疗效佳者维持量可为每日 2 次，每次 400 mg。肾功能障碍时按肌酐清除率调整剂量：40～60 mL/min 时，每日 2 次，每次 400 mg；15～40 mL/min 时，每日或隔日 1 次，每次 400 mg；低于 15 mL/min 时，每 3 日 1 次，每次 400 mg。

②口服苯扎贝特缓释片：每日 1 次，每次 1 片，肾功能障碍时减为每日或隔日半片。

（3）制剂规格

苯扎贝特片。规格：200 mg。

贮法：避光、密闭，阴凉处保存。

（4）药理

①苯扎贝特片为氯贝丁酸衍生物类血脂调节药。其降血脂作用有两种机制：一是苯扎贝特片增高脂蛋白脂酶和肝脂酶活性，促进极低密度脂蛋白的分解代谢，使血三酰甘油的水平降低。二是苯扎贝特片使极低密度脂蛋白的分泌减少。苯扎贝特片降低血低密度脂蛋白和胆固醇，可能通过加强对受体结合的低密度脂蛋白的清除。苯扎贝特片降低血三酰甘油的作用比降低血胆固醇强，也使高密度脂蛋白升高。此外，苯扎贝特片尚可降低血纤维蛋白原。已有的研究未发现苯扎贝特片有致癌、致突变作用。

②苯扎贝特片口服后吸收迅速，接近完全。口服后 2 h 血药浓度达峰值。苯扎贝特片血浆蛋白结合率为 95%。主要经肾排出，50% 为原形，其余为代谢产物；少量经大便排出。半衰期为 1.5～2 h，在肾病腹膜透析患者可长达 20 h。

（5）注意事项

①苯扎贝特片对诊断有干扰，血红蛋白、白细胞计数可能减低。血氨基转移酶可能增高。血肌酐升高。

②用药期间应定期检查：血常规及血小板计数；肝肾功能试验；血脂；血肌酸激酶。

③如用药后临床上出现胆石症、肝功能显著异常、可疑的肌病的症状（如肌痛、触痛、乏力等）或血肌酸激酶显著升高，则应停药。

④在治疗高血脂的同时，还需关注和治疗可引起高血脂的各种原发病，如甲状腺功能减退、糖尿病等。某些药物也可引起高血脂，如雌激素、噻嗪类利尿药和阻滞剂等，停药后，则不再需要相应的抗高血脂治疗。

⑤饮食疗法始终是治疗高血脂的首要方法，加上锻炼和减轻体重等方式，将优于任何形式的药物治疗。

（6）不良反应

①最常见的不良反应为胃肠道不适，如消化不良、厌食、恶心、呕吐、饱胀感、胃部不适等，其他较少见的不良反应还有头痛、头晕、乏力、皮疹、瘙痒、阳痿、贫血及白细胞计数减少等。

②偶有胆石症或肌炎（肌痛、乏力）。苯扎贝特片属氯贝丁酸衍生物，有可能引起肌炎、肌病和横纹肌溶解综合征，导致血肌酸激酶升高。横纹肌溶解主要表现为肌痛合并血肌酸激酶升高、肌红蛋白尿，并可导致肾衰竭，但较罕见。患有肾病综合征及其他肾损害而导致血白蛋白减少的患者或甲状腺功能亢进的患者，发生肌病的危险性增加。

③偶有血氨基转移酶增高。

2. 非诺贝特

（1）药物名称

中文通用名称：非诺贝特。

英文通用名称：Fenofibrate。

其他名称：普鲁脂芬、立平脂等。

（2）用法用量

普通片（或胶囊）：每次 0.1 g，每日 3 次，维持量每次 0.1 g，每日 1~2 次。微粒化胶囊：每次 0.2 g，每日 1 次。

（3）制剂规格

1）非诺贝特片。规格：①0.1 g；②0.2 g；③0.3 g。

贮法：避光，密闭保存。

2）非诺贝特胶囊。规格：①0.1 g；②0.2 g；③0.3 g。

贮法：避光，密闭保存。

3）非诺贝特缓释胶囊。规格：0.25 g。

4）非诺贝特微粒化胶囊。规格：0.2 g。

（4）药理

①药效学：本药为氯贝丁酯类降血脂药，其药效较强。通过激活过氧化物酶体增殖物激活受体而发挥以下作用：a. 使低密度脂蛋白中的小而密的部分减少，大而疏的部分相对增多。b. 抑制极低密度脂蛋白的生成并使三酰甘油分解增多。c. 还使载脂蛋白 A 生成增加，增高高密度脂蛋白，从而发挥降血脂作用。

②药动学：口服吸收迅速而良好（吸收率约 60%，餐后可达 80%）。4 ~ 7 h 血药浓度达峰值。吸收后在肝、肾、肠道中分布多，其次为肺、心和肾上腺，少量分布于睾丸、脾和皮肤，表观分布容积为 0.9 L/kg。在肝及肾组织内经羧基还原及葡萄糖醛酸化，大多数转化为葡萄糖醛酸化产物。单剂口服后，半衰期 α、β 相分别为 4.9 h、26.6 h，持续用药后半衰期 β 相为 21.7 h。85% ~ 90% 经肾从尿中排出，少量经粪便排泄。

（5）注意事项

①禁忌证：对本药过敏者；肝功能不全者；严重肾功能不全者；胆石症及有胆囊疾病史者（本药可增加胆固醇向胆汁的排泄，从而引起胆结石）；孕妇及哺乳妇女。

②慎用：肾功能不全者。

③药物对儿童的影响：用于儿童的疗效和安全性尚不明确。

④药物对老人的影响：老年人如有肾功能不全，需适当减量。

⑤药物对妊娠的影响：本药有胚胎毒性，可使胎脂减少或胎儿生长延迟，孕妇禁用。

⑥药物对检验值或诊断的影响：血小板计数、血尿素氮、血钙等可能增高；血碱性磷酸酶、γ - 谷氨酰转肽酶及胆红素可能降低。

⑦用药前后及用药时应当检查或监测血常规、血小板计数和肝功能，以及胆固醇、三酰甘油、低密度及极低密度脂蛋白水平。

（6）不良反应

①消化系统：常见腹部不适、腹泻、便秘等，可有胆结石增加趋向，偶见口干、食欲减退及血氨基转移酶增高等。

②神经系统：可有乏力、头痛、眩晕、失眠等。

③泌尿生殖系统：可有性欲减退、阳痿等。

④肌肉骨骼：可有肌痛伴血肌酸激酶增高。

⑤皮肤：可有皮疹、湿疹等。

3. 吉非贝齐

（1）药物名称

中文通用名称：吉非贝齐。

英文通用名称：Gemfibrozil。

其他名称：诺衡、二甲苯氧庚酸、吉非罗齐。

（2）用法用量

口服，每次300～600 mg，每日2次。

本品对高三酰甘油血症效果较好，一般用于单纯高三酰甘油血症和合并存在高三酰甘油血症和高胆固醇血症，不用于单纯高胆固醇血症。

用药前先查肝功能，用药后2～4周复查1次肝功能，如发现转氨酶上升，立即停药。

（3）制剂规格

1）吉非贝齐片。规格：①0.15 g；②0.3 g；③0.6 g；④0.9 g。

贮法：避光、密封、凉暗处保存。

2）吉非贝齐胶囊。规格：①0.15 g；②0.3 g；③0.6 g。

贮法：避光、密封、凉暗处保存。

（4）药理

吉非贝齐是一种苯氧芳酸衍生物，其药理作用为：①提高脂蛋白酯酶活性，使血浆三酰甘油清除增加。②抑制血液中脂肪酸分解，并减少肝脏游离脂肪酸分泌，使胆固醇和三酰甘油合成原料减少，胆固醇和三酰甘油合成减少。③抑制极低密度脂蛋白和载脂蛋白B合成。④升高高密度脂蛋白胆固醇，有利于胆固醇转运和清除。

长期服用吉非贝齐可预防冠心病的发生并降低冠心病患者的危险性。口服吉非贝齐快速有效地在胃肠道吸收，1～2 h可达血药高峰，在所有的组织器官均有较高浓度，半衰期约1.5 h，长期服用无蓄积现象。

（5）注意事项

①可有肠胃道反应如腹痛、胃肠不适等，通常不严重者不用停药。

②孕妇应慎用。

③本品对诊断有干扰，血红蛋白、血细胞压积、白细胞计数可能减低；血肌酸激酶、碱性磷酸酶、氨基转移酶、乳酸脱氢酶可能增高。

④用药期间应定期检查血常规及血小板计数，肝功能试验，血脂，血肌酸激酶，凝血酶原。

⑤治疗 3 个月后如无效即应停药。如用药后临床上出现胆石症、肝功能显著异常、可疑的肌病症状（如肌痛、触痛、乏力等）或血肌酸激酶显著升高，也应停药。

⑥本品停用后血胆固醇和三酰甘油可能反跳超过原来水平，故宜给低脂饮食并监测血脂至正常。

⑦在治疗高血脂的同时，还需关注和治疗可引起高血脂的各种原发病，如甲状腺功能减退、糖尿病等。某些药物也可引起高血脂，如雌激素、噻嗪类利尿药和 β 受体阻滞剂等，停药后，则不再需要相应的抗高血脂治疗。

⑧饮食疗法始终是治疗高血脂的首要方法，加上锻炼和减轻体重等方式，将优于任何形式的药物治疗。

（6）不良反应

①不良反应较少，常见有一过性转氨酶升高、房颤、急性阑尾炎、消化不良、胸痛、非特异性皮疹等。亦有引起胆结石、白内障的报道。

②偶有胆石症、贫血、白细胞减少或肌炎（肌痛、乏力），胃痛、嗳气、烧心感较多见，腹泻、呕吐、恶心、皮疹、乏力较少见。

③偶有肝功能检查（血转氨酶、乳酸脱氢酶、胆红素、碱性磷酸酶增高）异常，停药后可恢复正常；偶有轻度贫血及白细胞计数减少，但长期应用又可稳定；个别有严重贫血、白细胞减少、血小板减少和骨髓抑制。

（三）烟酸类

烟酸在体内转化成烟酰胺，后者是烟酰胺腺嘌呤二核苷酸和烟酰胺腺嘌呤二核苷酸磷酸的前体物质，烟酰胺腺嘌呤二核苷酸和烟酰胺腺嘌呤二核苷酸磷酸是脂质代谢尤其是脂肪酸合成及 β 氧化所必需的辅酶，可影响机体的脂质代谢。烟酸抑制脂肪组织内的甘油二酯酶活性进而抑制脂肪组织的动员，减少脂肪组织中三酰甘油库游离脂肪酸的动员，降低血浆中游离脂肪酸含量，从而减少肝脏的 TG 合成和 VLDL 的分泌。增强 LPL 的活性，促进血浆 TG 的水解，降低 VLDL 浓度。减少 ApoB 的合成，促进 VLDL 的分解代谢，从而降低 VLDL 和 TG 水平。

阿昔莫司

（1）药物名称

中文通用名称：阿昔莫司。

英文通用名称：Acipimox。

其他名称：吡莫酸、乐脂平、氧甲吡嗪等。

（2）用法用量

①口服给药：每次 250 mg，每日 2～3 次，饭后服用。剂量可按需调整，但每日最大量不超过 1200 mg。

②肾功能不全时根据肌酐清除率选择剂量：肌酐清除率 30～60 mL/min，每次 150 mg，每日 2 次；肌酐清除率 10～30 mL/min，每次 150 mg，一日 1 次；肌酐清除率 <10 mL/min，每次 150 mg，一日 1 次。

（3）制剂规格

阿昔莫司胶囊。规格：250 mg。

贮法：避光，密闭保存。

（4）药理

①药效学：本药为烟酸类衍生化合物，可通过几种作用机制起到降血脂作用。a. 抑制脂肪组织的降解，减少游离脂肪酸的释出，减少三酰甘油的合成。b. 抑制极低密度脂蛋白和低密度脂蛋白的合成。c. 抑制肝脂肪酶活性，减少高密度脂蛋白 - 胆固醇异化。d. 激活脂肪组织的脂蛋白脂肪酶，加速 LDL 分解，有利高密度脂蛋白 - 胆固醇增高。上述血脂调节作用还对动脉粥样硬化和冠心病的防治有利。本药降血脂作用较烟酸强。

②药动学：口服吸收迅速完全，2 h 后血药浓度达峰值，半衰期约为 2 h。不与血浆蛋白结合，在体内不被代谢，以原形由肾排出，可经血液透析清除。

（5）注意事项

①禁忌证：对本药过敏者；消化性溃疡患者；孕妇及哺乳妇女；儿童。

②慎用：肾功能损害者；非胰岛素依赖性糖尿病患者长期应用本药应慎重。

③药物对儿童的影响：儿童应用本药的安全性尚不确定，不宜应用。

④药物对妊娠的影响：妊娠期用药的安全性尚不确定，不推荐孕妇应用本药。

⑤药物对哺乳的影响：尚不清楚本药是否分泌入乳汁，不推荐用于哺乳

期妇女。

⑥用药前后及用药时应当检查或监测血脂、肝肾功能。

（6）不良反应

①较多见由皮肤血管扩张所致的潮热、瘙痒等。

②少见胃灼热感、上腹痛、头痛、哮喘等。

③偶见恶心、呕吐、腹泻、便秘等。

④罕见变态反应所致的荨麻疹、斑丘疹等皮疹，以及唇水肿、哮喘样呼吸困难、低血压等。

⑤已有的研究未发现本药有致癌及致突变作用。

（四）其他调血脂、抗动脉粥样硬化药物

1. 血脂康胶囊

（1）主要成分：红曲；含洛伐他汀。

（2）用法用量：0.3 g，两粒，口服，一日 1 次。

2. 脂必妥胶囊

（1）主要成分：红曲、山楂、白术；含洛伐他汀。

（2）用法用量：0.35 g，1~3 粒，口服，一日 2 次，4 周为 1 个疗程。

3. 泰脂安胶囊

（1）主要成分：女贞叶乙醇提取物。

（2）用法用量：0.3 g，3 粒，口服，一日 3 次，饭后服。

4. 依折麦布片（益适纯）

（1）作用特点：新型胆固醇吸收抑制剂，选择性抑制肠道对胆固醇和相关甾醇的吸收，可单独应用或与他汀类药物合用。

（2）用法用量：10 mg，1 片，口服，一日 1 次。

5. 普罗布考片（之乐）

（1）作用特点：人工合成的抗氧化剂；心肌损害、室性心律失常及 QT 间期延长者禁用；孕妇儿童禁用。

（2）用法用量：500 mg，1 片，口服，一日 1 次。

二、外科手术治疗

对于狭窄严重或已经闭塞的血管，特别是冠状动脉、肾动脉或四肢动脉，可以行再通、重建、旁路移植等外科手术治疗，以恢复动脉的血供。用

带球囊或旋转刀片的心导管进行经腔血管成形术，可将突入动脉管腔的粥样物质压向动脉壁，或将之切下吸出使血管再通；经血管腔引入高能激光束或超声束射向阻塞血管腔的粥样物质，使之汽化或震碎，使血管再通。

参考文献

［1］ BENDERLY M，BOYKO V，GOLDBOURT U. Apolipoproteins and long-term prognosis in coronary heart disease patients ［J］. Am Heart J，2009，157（1）：103－110.

［2］ 赵水平.《中国成人血脂异常防治指南》药物治疗部分解读 ［J］. 临床药物治疗杂志，2007，5（5）：5－10.

［3］ CANNON C P，BRAUNWALD E，MCCABE C H，et al. Intensive versus moderate lipid lowering with statins after acute coronary syndromes ［J］. N Engl J Med，2004，350（15）：1495－1504.

［4］ SHEPHERD J，COBBE S M，FORD I，et al. Prevention of coronary heart disease with pravastatin in men with hypercholesterolemia ［J］. N Engl J Med，1995，333（20）：1301－1307.

［5］ LAMENDOLA C. Hypertriglyceridemia and low high-density lipoprotein：risks for coronary artery disease? ［J］. J Cardiovasc Nurs，2000，14（2）：79－90.

［6］ LAROSA J C. At the heart of the statin benefit ［J］. J Am Coll Cardiol，2005，46（10）：1863.

［7］ ALCALA A，JANSEN S，TELLEZ T，et al. Statins improve visual field alterations related to hypercholesterolemia ［J］. Atherosclerosis，2010，209（2）：510－514.

［8］ OLSSON B，GIGANTE B，MEHLIG K，et al. Apolipoprotein C-Ⅰ genotype and serum levels of triglycerides，C-reactive protein and coronary heat disease ［J］. Metabolism，2010，59（12）：1736－1741.

［9］ GEBAUER S K，PSOTA T L，KRIS-ETHERTON P M. The diversity of health effects of individual transfatty acid isomers ［J］. Lipids，2007，42（9）：797－799.

［10］ 刘靖. 血脂异常的判断标准及药物治疗 ［J］. 中国社区医生，2007，23（23）：4－5.

［11］ 苏冠华，王朝晖. 临床用药速查手册 ［M］. 北京：中国协和医科大学出版社，2009：45－50.

［12］ 徐叔云，魏伟. 临床药理学 ［M］. 3版. 北京：人民卫生出版社，2005：279－280.

第二章　中医药诊疗特色优势

第一节　中医对动脉粥样硬化的认识

一、动脉粥样硬化中医病证范畴

中医古代文献未有动脉粥样硬化的明确病名，现代医家多依据其相关的证候特点及临床表现，将其归属于中医瘀证、痰证、脉痹、脉积、胸痹心痛的范畴。随着疾病的进展，疾病后期，迁延五脏，出现相应器官病变时，则可属于中医痴呆、中风、真心痛、水肿、坏疽等证范畴。

膏脂学说是中医认识本病的重要理论依据。《灵枢·卫气失常论》云："人有脂，有膏，有肉。"脂与津液同一源流，是津液之稠浊者，并能化入血中。膏脂源于水谷，经胃的受纳，脾的运化，转化为精微物质，经肺的输布，转输血脉化为营血，部分变为膏脂。正常膏脂随血的运行营养五脏六腑、四肢百骸及脑髓。若因禀赋不足、饮食不节、脾胃失调、情志内伤、肝胆失利、年老体弱、肾虚不足等导致摄食过多或转输、利用、排泄异常，皆可使血中膏脂堆积。过多的膏脂浊化而成为痰湿浊邪，浸淫脉络，使气血运行失常，脏腑功能失调，而出现"痰证""瘀证""脉痹"等，进而致成本病。

二、动脉粥样硬化历代医家学说

早在两千多年前，我国古代医家就已经意识到这一疾病，并对它的出现和防治有了深入的研究。历代医家对于本病的论述多从痰、瘀、湿等角度立论。《景岳全书·痰饮》说："痰即人之津液，无非水谷之所化。此痰亦既化之物，而非不化之属也。但化得其正，则形体强，营卫充，而痰涎本皆血气；若化失其正，则脏腑病，津液败，而血气即成痰涎。"《景岳全书·积聚》所述，"由此言之，是坚硬不移者，本有形也，故有形者曰积""诸有形者，或以饮食之滞，或以脓血之留，凡汁沫凝聚，旋成癥块者，皆积之类，其病多在血分，血有形而静也"。明代王纶在《明医杂著》中言："痰者，病名也。人之一身，气血清顺，则津液流通，何痰之有？惟夫气血浊逆，则津液不清，熏蒸成聚而变为痰焉。"如《证治汇补》所言"脾虚不运清浊，停滞津液而为痰生"。清代医家王清任所著《医林改错》中说"元气既虚，必不能达于血管，血管无气，必停留而瘀"，而瘀血亦可生痰。《诸病源候论》曰："诸痰者，此由血脉壅塞，饮水积聚而不消散，故成痰也。"《医学正传》指出"津液稠黏，为痰为饮，积久渗入脉中，血为之浊。"清代名家叶天士在《临证指南医案》一书中明确指出"其余一切诸痰，初起皆由湿而生"。《存存斋医话稿》一书主张"痰属湿，为津液所化，盖行则为液，聚则为痰"。《血证论》则指出"血积既久，亦能化为痰水"。

人体后天所需要的"膏脂、精微物质"全部依赖脾胃的转输。若脾气虚弱、运化失常，水谷精微不能输布全身，其中一部分就会聚湿生痰，称为浊脂。早在两千多年前，中医学家便提倡饮食有节，起居有常，勤于运动，以保证脾胃功能正常，避免湿浊内生。

三、动脉粥样硬化的病因病机

本病证属本虚标实，本虚多因年高体弱，正气不足，脏腑虚损功能失调；标实多因痰浊、湿邪、瘀血阻滞脉道，气血停滞，甚则瘀久为毒，进而发为本病，日久牵及五脏，发为胸痹心痛、中风等病。

（一）动脉粥样硬化的病因病机

中医认为本病多因：①饮食不节，脾胃受损；②喜嗜烟酒；③素体虚弱，复感外邪；④七情内伤，情志失调；⑤禀赋不足，好逸恶劳；⑥年高体弱，肾气渐衰。此外，中医还认为以上原因并非单一致病，常数项并存，交互为患。

1. 饮食不节，脾胃受损

过食肥甘厚腻，脾胃受损，运化失司，脂浊内聚，化湿生痰，壅阻血脉，滞而为瘀，痰瘀阻滞血脉。正如《证治汇补》所言"脾虚不运清浊，停滞津液而为痰生。"有学者认为饮食不节，嗜食肥甘或饮酒过度或起居不慎，则伤及脾胃，脾运失健，则水谷精微无法正常输布，聚集为痰为饮，塞滞脉道，血运受阻，渐而形成痰瘀互阻之势，发为本病。有学者通过对相关报道的综合分析认为，长期过食膏粱厚腻之品易伤及心脾，并提出"厚味甘肥，可助阳生气、生阴。生阴者，转化为脂液，浸淫脉道，脉膜变异（指血管内粥样斑块形成），血行不利，堵塞气之运行，则气结血瘀，引起脉痹"；且过量进食肥甘厚味，脾阳易被湿浊之邪所困，又因甘味性缓，缓则脾气滞，清气不能化浊，血中脂质异常升高。

2. 嗜烟酒

吸烟入肺，阻遏肺气，肺失宣肃，水湿津液输布失司，聚敛成痰。烟毒入血，浸淫脉络，脉络损伤，气血津液运化不利，成痰成瘀，痰、瘀相互搏结于脉络，日久成脉痹。酒性辛烈，多饮则伤肝脾，肝血亏虚，阳亢化火，炼津成痰，灼血成瘀，脾胃受损，健运失司，水湿津液不能运化，聚而成痰，痰、瘀交互，终成本病。

3. 素体虚弱，复感外邪

素体虚弱，外邪乘虚直中，浸淫脉络，脉络受损，津液气血运行失常而成痰成瘀，邪毒、痰、瘀与脉络相搏结，产生脉痹。现代医学研究亦表明，动脉粥样硬化易发因素除高血压、血脂、糖尿病、吸烟等，衣原体及病毒感染也是重要因素。

4. 七情内伤，情志失调

《素问·阴阳应象大论》指出："人有五脏化五气，以生喜怒悲忧恐"，说明人的情志变化是五脏气化功能的一种表现形式。但是过强和（或）持久的不良情绪刺激，可使人体脏腑功能紊乱，气血运行失常，正如《医门法律》所说"忧动于心则肺应，思动于心则脾应，怒动于心则肝应，恐动于心则肾应"，气机逆乱，升降失常，气血津液代谢失常，则生痰成瘀，发为本病。沈金鳌在《杂病源流犀烛》中论及"七情之由作心痛"，明代王纶《明医杂著·医论》中亦谈及"肝气滞则心气乏"。

5. 禀赋不足，好逸恶劳

因先天禀赋不足，肾虚不能温煦脾胃，以致脾虚不运，聚湿生痰；或者生性好逸恶劳，贪睡恣食，或终日伏案，多坐少动，致使膏脂来源增多，利用减少，积于体内，而变生本病。

6. 年高体弱，肾气渐衰

《素问·阴阳应象大论》指出："年四十，而阴气自半也，起居衰矣。年五十，体重，耳目不聪明矣。年六十，阴痿，气大衰，九窍不利，下虚上实，涕泣俱出矣。"人到中年以后，肾元渐亏，肾气渐衰。肾阳虚衰则不能鼓动五脏之阳，心脉失于温煦，痰湿内聚，心脉痹阻不通；若肾阴亏虚，则不能滋养五脏之阴，心脉失养；或心火偏旺，灼津成痰，痰浊痹阻心脉，发为此病。

（二）动脉粥样硬化的病理因素

有学者基于现代文献就动脉粥样硬化的中医病因病机进行研究发现，从证候分型调研文献提取的频率在 50% 以上的证候要素有血瘀、痰浊，从医家论点文献提取的频率在 50% 以上的证候要素有血瘀、痰浊、气虚，提示动脉粥样硬化为本虚标实之病，标实为血瘀、痰浊，本虚为气虚，说明本病为虚实夹杂、本虚标实之证。痰浊与血瘀是贯穿本病发生发展的主要病理因素，甚则日久蕴毒，损伤脏腑，败坏形体。

1. 痰浊

痰是人体脏腑气血功能异常、津液代谢障碍所形成的病理产物，与动脉粥样硬化密切相关。《素问·经脉别论》指出正常的水液输布代谢为"饮入于胃，游溢精气，上输于脾，脾气散精，上归于肺，通调水道，下输膀胱，水精四布，五经并行"。本病患者多因饮食失节，过食肥甘厚味，嗜酒豪饮，脾胃受损，脾失健运，水谷难以化生精微，聚而为痰浊。诚如明代王纶在《明医杂著》中言："痰者，病名也。人之一身，气血清顺，则津液流通，何痰之有？惟夫气血浊逆，则津液不清，熏蒸成聚而变为痰焉。"痰浊日久不化则生痰毒。现代医家关于血中之痰浊的病理实质的研究认为，痰浊多反映现代医学的高脂血症和高凝状态，而高血脂和高凝状态正是动脉粥样硬化最主要的危险因素。

2. 瘀血

瘀血是指血液运行不畅而发生瘀滞的状态，或阻滞于脉中，或溢于脉外，凝聚于某一局部而形成的病理产物。其形成主要有两个方面：一是气虚、气滞、血寒、血热等原因，使血行不畅而凝滞。气为血帅，气虚或气滞，不能推动血液正常运行；或寒邪客入血脉，使经脉挛缩拘急，血液凝滞不畅；或热入营血，血热搏结等，均可形成瘀血。二是由于内外伤、气虚失摄或血热妄行等造成血离经脉，积存于体内而形成瘀血。血行失度或血脉不通是产生动脉粥样硬化血瘀证候的根本原因。

3. 湿邪

湿热内蕴是动脉粥样硬化的重要易患因素，湿热化瘀是其主要病理环节。清代医家叶天士指出"初病湿热在经，久则瘀热入络"，湿热蕴蒸日久可以导致血瘀。湿性黏滞，易阻碍气机，血行失畅，则滞而为瘀；热为阳邪，其性耗散，煎液成痰，熬血成痰，痰瘀互结；再者热伤血络，血热妄行，离经之血则为瘀；湿热日久，必耗气伤阴，气虚则无力行舟，阴虚则无水行舟，必生血瘀诸证。

4. 毒邪

"毒，厚也，害人之草。"毒邪是因机体阴阳失和，脏腑功能，气血运行紊乱，使机体内生理和病理产物不能及时排出，蕴积于体内而化生的邪气。毒邪常发生于内伤杂病的基础上，由诸邪蕴积，胶结壅滞而致。毒邪贯穿动脉粥样硬化疾病的整个病理过程，也是本病迁延不愈、变证丛生的关键因素。毒邪内伏，可致营卫失和，气血亏损，脏腑败伤。由此又可进一步加重痰浊瘀血等标实的症状。若毒邪损伤脑络，络脉破损，或络脉拘挛瘀闭，气血渗灌失常，则发为中风；若毒邪损伤心脉，心脉闭阻，心胸猝然大痛，则发为真心痛。同时兼顾热以外的病理因素，如浊毒、寒毒、痰毒，会更有针对性，也会更加完善。在热毒转化过程中，瘀久化热，酝酿而生之"热毒"为毒的主要存在方式之一，但并非仅限于此，痰、湿、浊、寒等兼夹之邪日久不去，正衰邪盛，亦可从化为毒。

四、动脉粥样硬化的辨证论治

从中医的角度说，痰浊、瘀血、湿邪、毒邪都是人体在患病过程中出现的病理产物，这些产物形成后，又重新作用于人体的组织器官，诱导其他疾病的发生。因此，动脉粥样硬化从发病原因上来讲，可分为痰浊、湿阻、血瘀、毒邪，又由于人的体质不同，其发病原因和临床表现也会有差异。

1. 痰浊所致的动脉粥样硬化辨证要点

症见形体肥胖、身重乏力、头晕目眩、胸闷脘痞、纳呆腹胀、舌苔厚腻、脉弦滑，多采用燥湿化痰、健脾和胃的方法治疗。

（1）痰滞脾胃：多由于饮食不节或劳心、劳力过度，使得脾胃受损、运化功能失调，从而导致痰的形成。多见脘腹痞胀、胃纳呆滞、恶心呕吐等。治疗应以健脾调中、渗湿化痰为重点。

（2）痰滞于肝：多是肝气郁结所致，多与情志因素有关。除了痰浊的常见症状外，还可见善太息，胸胁、少腹胀满疼痛，咽部异物感。治疗应以疏肝解郁、理气化痰为重点。

（3）痰滞于心：本证多由于喜、怒、忧、思、悲、恐、惊七情所引起，症见神情痴呆、表情淡漠、面色晦暗、胸闷。治疗应以化痰开窍为重点。

（4）痰滞于肺：痰滞于肺多由于人体外感风寒湿热后，咳嗽、气喘等症状过重，肺无法正常输布津液，壅滞于肺致使痰液生成。治疗重点为清肺化痰。

（5）痰滞于肾：本证多由于久病之后伤及肾脏，肾阳亏虚使温煦功能失调，水湿停滞于肾脏形成痰湿；肾阴亏虚，虚火上炎，津液受损，痰液生成。治疗应着重补益脾肾、利水渗湿。

（6）痰滞经络：痰浊停滞于关节或经络，导致气血瘀滞、经络痹阻。治疗应以通经活络、活血化痰为要点。

2. 湿阻所致的动脉粥样硬化辨证要点

湿浊阻滞可由于外因或内因引起，外因即环境因素，如气候潮湿致湿邪侵入体内；内因则多为水液运化失常产生病理产物。该病以身体困重、肢体酸痛、腹胀腹泻、纳呆、苔滑脉濡为主要表现。

（1）湿热中阻：发病多由摄入过多高脂高糖食物、饮酒，造成湿从内生，蕴于脾胃。症见脘腹胀满、恶心呕吐、厌食、口干口苦、舌苔黄腻等。治疗应以清热化湿为主。

（2）寒湿困脾：多因淋雨涉水，居处潮湿，气候阴雨；或过食生冷，内湿外湿，互为因果。以纳呆、腹胀、便溏、身重为主要表现。

（3）脾虚湿盛：多见形体肥胖、身体困重、肢软无力、头晕头痛、食欲不振、舌体胖大有齿痕、脉弦细。治法应侧重于益气健脾、化湿和胃。

3. 血瘀所致的动脉粥样硬化辨证要点

血瘀证指瘀血内阻，血行不畅。多种原因可产生瘀血，一是外伤、跌仆及其他原因造成的体内出血，离经之血不能及时排出或消散，淤积于内；二是气滞血行不畅致血脉瘀滞；三是血寒或血热使血脉凝滞；四是湿热、痰浊、砂石等有形实邪压迫、阻塞脉络，使血运受阻；五是气虚、阳虚致血运无力。

血瘀所致的动脉粥样硬化可有以下几种。

（1）心脉痹阻：症见胸闷、心胸闷痛或刺痛、疼痛位置固定、舌质晦暗、脉细涩或结代。治疗以活血化瘀为主。

（2）气滞血瘀：症见胸闷憋气、胸痛、头晕头痛、四肢麻木或颤动。治疗以行气化瘀、活血通络为主。

（3）气虚血瘀：症见乏力、心悸、胸闷气短、食欲不振等。治疗以益气养血为主。

（4）瘀热互结：症见腹胀腹满、身热疼痛、小便不畅、大便色黑等。治疗以清热凉血、活血化瘀为重点。

（5）瘀阻脑络：持续头痛、痛如针刺、健忘、失眠等。治疗以活血化瘀、理气通络为重点。

（6）瘀阻胸胁：心胸处有刺痛感或憋闷感，舌苔上有瘀点或瘀斑。治疗以养血活血、行气通络为主。

第二节　动脉粥样硬化的治疗

一、治疗动脉粥样硬化的中草药

（一）解表药

1. 白芷

【性味归经】辛，温。归胃、大肠、肺经。

【功效】解表散寒，祛风止痛，宣通鼻窍，燥湿止带，消肿排脓。

【主治】（1）风寒感冒，时气瘟疫　本品辛温，适用于外感证风寒感冒，恶寒发热，头痛无汗者。（2）窍闭不通，多种痛证　本品辛能行散，温能祛寒，能通窍止痛，适用于风寒、湿邪阻滞所致窍闭及疼痛性病证。（3）痈疽肿痛，已溃未溃　本品适用于邪毒壅积、营气瘀滞之痈疡。外科方中常用，对脓成难溃及脓湿不止者，可托毒排脓、除湿止痒，还可生肌。（4）湿阻吐泻，带下湿疮　本品辛温，可辟秽解毒化浊，配伍用治湿浊内阻中焦之吐泻、湿浊下注之带下、湿浊浸淫肌肤之湿疮等。（5）皮肤瘙痒，雀斑粉刺　白芷可祛风止痒，又可润泽肌肤，常配伍他药用治皮肤瘙痒和雀斑、粉刺等皮肤病。（6）脾胃不和，肠风脏毒　本品辛温，入胃、大肠二经，能调和肠胃，治疗吞酸泄泻之证。

【用法用量】内服：煎汤，3~10 g；或入丸、散剂。外用：适量研末撒或调敷。

【注意事项】阴虚血热者忌服。

【现代研究应用】白芷的水溶性成分有血管收缩作用，毛细管法试验表明白芷的水溶性成分有明显止血功效。异欧前胡素对猫有降血压作用，异欧前胡素与 N - 乙烯吡咯烷酮的共聚物可使猫动脉压降低的时间延长 5～10 倍，还能降低离体蛙心的收缩力；对氧化前胡素的降压作用的动物实验研究表明，氧化前胡素对动脉有直接扩张作用，提示其降压功能与其直接松弛血管平滑肌有关；根据血液流变、血小板聚集、凝血功能试验研究，欧前胡素有降低血液黏度的作用，对 ADP 和凝血酶诱导引起的血小板聚集均有抑制作用。

2. 菊花

【性味归经】甘、苦，微寒。归肺、肝经。

【功效】散风清热，平肝明目，清热解毒。

【主治】（1）风热感冒，发热头痛　本品体轻达表，气清上浮，微寒清热，长于疏散风热，故常用治风热感冒，或温病初起，温邪犯肺，发热、头痛、咳嗽等症。（2）风邪上扰，头痛目眩　本品辛、微寒，疏风散热效佳，故可用于风热上攻、头痛不止、口干烦热者；亦可用于治疗风邪外袭、面目水肿、头目眩晕，甚则呕吐之症。（3）目赤昏花　本品功善疏风清热，清肝泻火，兼能益阴明目，故可用治肝经风热、肝火上攻及肝肾阴虚所致的目赤肿痛，目暗不明，视物昏花，翳膜附睛等病症。（4）疗疮肿毒　本品甘寒益阴，清热解毒，尤善解疗毒，可治疗疗疮肿毒。（5）眩晕惊风　本品入肝经，可平肝潜阳、息风止痉，可用治肝阳上亢、头痛眩晕以及惊厥抽搐肝风实证。（6）油风脱发　血虚不能随气荣养肌肤，风热之邪乘虚而入，致生油风，毛发成片脱落，皮肤光亮，痒如虫行者；血热加之风热上扰，头发干燥脱落者均可配伍他药治疗。（7）风痰上扰，头晕目眩　本品入肝经，可平肝潜阳、息风止痉，可用治风痰上扰，头昏目眩，见物飞动，猝然晕倒者。

【用法用量】煎服，5～10 g，或泡茶，或入丸、散剂。

【现代研究应用】

Ⅰ. 对心血管的作用

试验研究发现，菊花中的酚性部位可使豚鼠离体心脏冠脉流量显著增加，使小鼠对减压缺氧状态的耐受能力明显增强；临床应用菊花可以治疗扩张性心脏冠状动脉疾病，增加动脉血管流量；且杭白菊可以抵御氯仿和乌头碱诱发的心律失常。

Ⅱ. 影响胆固醇代谢

水煎菊花刺可以有效降低 HMG-CoA 还原酶作用，增加胆固醇代谢。菊花提取物可以调节实验大鼠血清胆固醇水平，能够维持血清中的总胆固醇值不发生改变，增加 HDL 浓度，提高保护作用，抑制 LDL 的危害作用。高脂膳食条件下能够抑制三酰甘油及血胆固醇升高。

3. 柴胡

【性味归经】辛、苦，微寒。归肝、胆、肺经。

【功效】疏散退热，疏肝解郁，升举阳气。

【主治】（1）感冒发热　本品有良好的疏散解表退热作用，可配伍用于风寒、风热感冒及虚人外感等。（2）少阳证，寒热往来　本品味苦微寒，归肝、胆、肺经，善疏少阳半表半里之邪，为治疗少阳证之要药。（3）疟疾寒热　本品为治疗疟疾寒热的常用之品，可退热截疟。疟疾初起、暑疟、痰疟、瘴疟、劳疟经久不愈等均可配伍使用。（4）肝郁气滞，胸胁胀痛，头痛目眩，月经不调　本品调达肝气，疏肝解郁，调经止痛，可用于血虚肝旺、头痛目眩、月经不调。（5）肝胆火旺，胸胁胀满，烦躁易怒，肝胃不和　柴胡有良好疏泄作用，常用于肝胆瘀滞之证，与清泻肝胆火热之品相配，可用于肝胆气滞化火之证。（6）肝胆湿热之酒疸、结石　湿热蕴于肝胆，使肝胆之气疏泄不利。本品疏肝解郁，疏泄肝胆，以助湿运。（7）阴虚发热，骨蒸劳热　本品味苦微寒，疏散退热，鳖血炒后可清退虚弱，用于阴虚发热、骨蒸劳热等虚热证。（8）气虚下陷，久泻脱肛　本品善举脾胃清阳之气，善治气虚下陷之神倦发热、食少便溏、久泻脱肛，以及胃、子宫下垂等病症。

【用法用量】煎服，3～10 g。醋炒减低散性，酒炒增其提升之力，鳖血炒可退虚热。

【注意事项】本品药性升发，凡气逆不降、阴虚火旺、肝阳上亢者，均当慎用。

【现代研究应用】

Ⅰ. 降压

柴胡醇浸出液可降低麻醉家兔的血压，还能引起犬短暂的降压反应，出现暂时性血压下降及心率降低。

Ⅱ. 调脂

柴胡有效成分柴胡皂苷可以显著降低小鼠血清中胆固醇、三酰甘油、低密度脂蛋白胆固醇的实验性增高，抑制小鼠实验性高脂血症的形成，因此能有效防治动脉粥样硬化。

4. 葛根

【性味归经】辛、甘，凉。归脾、胃、肺经。

【功效】解肌退热，生津止渴，透疹，升阳止泻，通经活络，解酒毒。

【主治】（1）表证发热　本品辛甘性凉，为解肌代表药，常用于六淫袭表引起的恶寒发热、头痛、项背拘急，亦可用于外感风寒表实证；风热外感，温病初起，见壮热头痛，以及高热抽搐等。（2）斑疹不透　葛根有解肌透疹之功，可用于麻疹初起，疹出不畅。（3）热呕热痢，脾虚泄泻　葛根能清透邪热，亦可升发清阳，鼓舞脾胃清阳之气上升，升清降浊，可止呕、止泄泻，亦可配他药用于热结津伤、大便不通。（4）牙齿疼痛，大头瘟毒　葛根为阳明经引经药，可用于阳明经风火上升之证，以治实火牙痛、胃火上攻发为大头瘟毒等。

【用法用量】10～15 g。退热生津宜生用，升阳止泻宜煨用。

【现代研究应用】

Ⅰ. 对心脏的作用

葛根素能缓解心绞痛，改善心肌缺血，降低心肌耗氧量；对于乌头碱、氯化钡、氯化钙、氯仿所致的心律失常，葛根素、葛根乙醇提取物、黄豆苷元均有明显的对抗作用。在 58 例中的 30 例原发性高血压伴左心室肥厚患者的研究中，在药物治疗基础上合用葛根素片 6 个月，发现葛根素能逆转高血压病患者左心室肥厚，其作用可能与其改善内皮功能及调节脂肪酸代谢有关。

Ⅱ. 对血压作用

葛根中共存着对血压双向调节的物质，但以降压为主。葛根素有降压及减慢心率的作用，对肾素－血管紧张素系统有抑制作用；KV 通道和 ATP 敏感性 K^+ 通道参与了葛根素的舒张血管作用，葛根素血管舒张作用可能是通过抑制 α 肾上腺素受体介导的血管平滑肌细胞外 Ca^{2+} 内流而引起的。

Ⅲ. 降血脂

葛根的提取物对实验性高脂血症大鼠有很好的降血脂作用；乳化葛根素可降低实验动物 TG、LDL 含量，升高超氧化物歧化酶（superoxide dismutase，SOD）含量，有调节血脂及抗氧化的作用。

（二）清热药

1. 决明子

【性味归经】甘、苦、咸，微寒。归肝、大肠经。

【功效】清肝明目，润肠通便。

【主治】（1）目赤目暗　本品既能清泻肝火，又兼疏风热、益肾阴。决明子为明目佳品，虚实目疾，均可使用。（2）头痛眩晕　本品苦寒入肝，有泻肝火、平肝阳、清头目之效。可用于肝阳上亢所致的头痛眩晕。（3）肠燥便秘　本品有清热润肠通便之效，可用于内热肠燥，大便秘结。

【用法用量】煎服，10～15 g。用于通便，不宜久煎。

【注意事项】气虚便溏者不宜用。

【现代研究应用】

Ⅰ. 降压

决明子所含蛋白质、低聚糖和蒽醌苷与复方利血平一样，均可显著降低实验性高血压大鼠的血压。其中，决明子蛋白质的降压作用，与该蛋白在肠道内分解后形成的氨基酸和多肽短链的吸收入血有关；蒽醌类的利尿作用可能是决明子蒽醌苷降压的原因之一，而其降压的具体成分和作用机制尚待研究。

Ⅱ. 降脂

决明子正丁醇提取物有明显降血脂作用，能显著降低高脂血症模型小鼠血清总胆固醇和三酰甘油水平；决明子中的蒽醌糖苷是其主要降脂成分之一，能够减少肠道对固醇的吸收并增加排泄，通过反馈调节低密度脂蛋白代谢，以降低血清胆固醇水平，延缓和抑制动脉粥样硬化斑块的形成。

Ⅲ. 抗血小板聚集

决明子中的葡萄糖钝叶素、葡萄糖橙钝叶决明素葡萄糖苷能强烈抑制由二磷酸腺苷、花生四烯酸、胶原引起的血小板聚集，但橙钝叶素、甲基橙钝叶决明素和大黄素作用较弱。

2. 黄芩

【性味归经】苦，寒。归肺、胃、胆、大肠经。

【功效】清热燥湿，泻火解毒，止血，安胎。

【主治】（1）湿热痞闷，泻痢　本品苦寒，能清肺、胃、大肠湿热，以清中、上二焦湿热为长。与他药配伍治湿温郁阻、气机不畅、胸脘痞闷及胃肠湿热之泻痢等。（2）肺热咳嗽，热病烦渴 本品善清肺火及上焦实热。与他药配伍治肺热壅遏、咳嗽痰稠，还可治疗外感热病，中、上焦所致的壮热烦渴等。（3）少阳寒热 本品入少阳胆经，清半表半里之热，可和解少阳，治少阳胆经热盛，兼治湿热痰浊中阻等。（4）痈肿疮毒 黄芩有较强泻火解毒之力，可用于火毒炽盛的疮痈肿毒，咽喉肿痛等。（5）血热吐衄 本品可清热凉血而止血，用于热毒炽盛所致的吐血、衄血等。（6）胎动不安 有清热安胎之效，可用于怀胎蕴热、胎动不安。

【用法用量】煎服，3～10 g。清热多生用，安胎多炒用，清上焦热多酒炙用，止血多炒炭用。

【注意事项】本品苦寒伤胃，脾胃虚寒者不宜使用。

【现代研究应用】

Ⅰ. 抗心律失常

黄芩苷能抑制 I_{Ca-L}，减少心肌细胞 Ca^{2+} 的内流，缩短动作电位时程，抵抗哇巴因诱导的延迟后除极和触发活动，具有潜在抗触发性心律失常作用，此作用可能与黄芩苷抑制 I_{Ca-L} 内流有关；滇黄芩总黄酮可提高哇巴因诱发豚鼠室性期前收缩和心室纤颤的阈剂量，推迟氯化钡诱发大鼠室性心动过速的出现时间，延缓氯化钙诱发大鼠心室纤颤的出现时间。

Ⅱ. 降血压

黄芩苷对培养的大鼠主动脉平滑肌细胞内游离钙浓度有影响，随黄芩苷浓度增加，平滑肌细胞静息 Ca^{2+} 浓度显著降低；能显著抑制去甲肾上腺素高 K^+ 引起的细胞 Ca^{2+} 浓度的升高，提示黄芩可通过阻断平滑肌细胞膜上的电压依赖型钙通道和受体操纵钙通道，抑制细胞 Ca^{2+} 浓度的增高，这可能与其降压作用机制有关。

Ⅲ. 降血脂

黄芩总黄酮能显著降低高血脂大鼠血清中总胆固醇、三酰甘油、脂蛋白、载脂蛋白 B 及低密度脂蛋白胆固醇的含量，显著升高高密度脂蛋白胆固醇及载脂蛋白 A 的浓度。

Ⅳ. 对动脉粥样硬化的作用

黄芩苷在降脂和抗炎两方面对动脉粥样硬化有作用。一方面，黄芩苷能够降低动脉粥样硬化家兔血清及肝脏中的 TC、LDL 水平，早期保护性应用黄芩苷能明显降低动脉粥样硬化斑块的发生、发展，使粥样斑块的面积明显降低；另一方面，无论是动脉粥样硬化早期还是晚期应用黄芩苷，都能明显降低 TNF-α、IL-1 水平。

3. 半枝莲

【性味归经】辛、苦，寒。归肝、肺、肾经。

【功效】清热解毒，化瘀利尿。

【主治】疔疮肿毒，咽喉肿痛，跌仆伤痛，水肿黄疸，蛇虫咬伤。

【用法用量】15 ~ 30 g。

【注意事项】体虚及孕妇不宜使用。

【现代研究应用】

Ⅰ. 降血脂

半枝莲黄酮具有调节血脂的作用，表现为两方面。①半枝莲黄酮具有雌激素样作用，能够改善去卵巢大鼠血脂紊乱，对动脉粥样硬化有一定的治疗作用；②半枝莲总黄酮可通过调节 $ApoE^{-/-}$ 小鼠血脂代谢、减少 AS 斑块面积、增加 SOD 活力和减少丙二醛（MDA）的生成、增强其抗氧化能力及降低 NF-κB 阳性表达等环节的共同作用与影响，阻止 $APOE^{-/-}$ 小鼠实验性动脉粥样硬化的发生、发展，从而起到调脂、稳定斑块的作用。

Ⅱ. 降血糖

半枝莲黄酮对四氧嘧啶诱导的糖尿病模型小鼠有显著的降血糖作用，并表现为剂量依赖性关系，且可不同程度地提高糖尿病小鼠脾脏指数和胸腺指数、提高免疫力及增强抗氧化作用，进而改善糖尿病小鼠免疫缺陷症状。

4. 赤芍

【性味归经】苦，微寒。归肝经。

【功效】清热凉血，散瘀止痛。

【主治】（1）热入营血，斑疹吐衄　本品苦寒入肝，走血分，清肝火，除血分郁热而有凉血止血、散瘀消斑之功。（2）经闭癥瘕，跌打损伤　本品苦降，有活血通经、散瘀消癥、行滞止痛之效。配伍用治瘀血阻滞、经闭痛经、癥瘕积聚、跌打损伤、瘀肿疼痛等。（3）痈肿疮毒，目赤肿痛　本品能凉血消痈，又可散瘀止痛，用于热毒壅盛、痈肿疮毒、肝经风热、目赤肿痛等。（4）肝郁胁痛，血痢腹痛　本品味苦、微寒，入肝，既能清热凉血散瘀而止痛，又能消散肝经瘀滞而止痛。

【用法用量】煎服，6 ~ 15 g。

【注意事项】血寒经闭者不宜用。反藜芦。

【现代研究应用】

Ⅰ．抗心肌缺血缺氧

通过对左冠状动脉前降支结扎的动物模型注射赤芍总苷，发现赤芍总苷可减少心肌缺血程度，降低缺血范围和心肌酶学指标活性。其抗心肌缺血作用机制是改善心外膜电图，提高心肌供血，对抗脂质过氧化反应，稳定细胞膜，保护内源性抗氧化酶活性；把异丙基肾上腺素加入培养的乳鼠心肌细胞制作缺血缺氧损伤模型，对比不同组对此损伤的保护作用，赤芍总苷组贴壁细胞增多，生长状态好转，细胞搏动有力且频率减慢，细胞密度明显增大，存活率增高，中、高剂量赤芍总苷组的保护作用优于辅酶 Q_{10} 阳性对照组，并呈现剂量依赖关系。

Ⅱ．对血脂、动脉粥样硬化斑块的影响

对 48 例肾病综合征患者用赤芍治疗后，血清总胆固醇、三酰甘油显著下降，高密度脂蛋白显著升高，说明赤芍能显著降低肾病综合征血脂水平，改善血液流变学指标；MMP-3 和 MMP-9 都与动脉粥样硬化斑块的稳定性密切相关，MMP-3 底物较多，并且可以激活许多 MMPs，由于它在动脉粥样硬化斑块中高表达，被认为对动脉粥样硬化的进展起了推动作用。MMP-9 基因缺失可以减小动脉粥样硬化斑块面积，降低斑块内巨噬细胞的数量，增加胶原蛋白含量。芎芍胶囊抑制了血清 MMP-3 和 MMP-9 的表达，从而发挥减少斑块局部基质降解的作用，有利于保持斑块的稳定性。

Ⅲ．对血液系统的影响

赤芍能明显降低全血黏度、全血还原黏度、全血相对黏度、红细胞变形指数和红细胞聚集指数；研究发现 0.5 g/mL 生药有非常明显的抗凝血及抗血小板聚集作用；在 0.25 g/mL 时，抗凝血作用明显，各药材对凝血、抗血小板聚集的作用特点各有不同。

（三）祛湿药

1. 泽泻

【性味归经】甘、淡，寒。归肾、膀胱经。

【功效】利水渗湿，清热泻火。

【主治】（1）小便不利，水肿胀满　本品甘淡，入肾、膀胱经，利水作用较强。配伍用治水湿停蓄所致之水肿、小便不利，以及妇人妊娠遍身水肿、气喘息促、大便难、小便涩等。（2）痰饮，泄泻　本品渗利水湿，能行痰饮。与他药相伍治心下支饮、头晕目眩；可利小便而实大便，用于湿盛泄泻。（3）带下淋浊，阴虚火亢　本品泄肾、膀胱两经之热，既能清利膀胱湿热，又能泻肾经虚火。可用治下焦湿热之淋证；阴虚有热之淋漓涩痛；肾阴不足，相火偏亢之遗精盗汗、耳鸣腰酸等。

【用法用量】水煎服，6～12 g。

【现代研究应用】

Ⅰ．降血压

泽泻汤腹腔注射，对正常血压小鼠有降压作用，其作用与药物有量效关系，同时观察到其有一定减慢心率的作用。

Ⅱ．降血脂和抗动脉粥样硬化

泽泻能明显降低血清总胆固醇、三酰甘油水平，促进血清 HDL 水平升高，抑制主动脉内膜斑块的生成。对高脂喂养所致的动脉粥样硬化实验动物予以加味泽泻汤灌胃，经治疗，血脂及血液流变学指标明显改善，电镜下可见已遭损伤的血管内皮得以修复。

Ⅲ．抗血小板

泽泻的水溶性组分可对 ADP 诱导的血小板聚集和释放反应有较强的抑制作用；与山楂在抗血小板聚集时有明显的协同作用。

2. 茵陈

【性味归经】苦、辛，微寒。归脾、胃、肝、胆经。

【功效】清热利湿，利胆退黄。

【主治】（1）湿热黄疸　本品渗泄而利小便，可祛湿热、利肝胆，为治黄疸之要药。（2）湿疮瘙疹　本品味苦微寒，入肝经血分，有解毒疗疮之效。常配伍用治湿热内蕴所致之湿疹、疥疮等。

【用法用量】水煎服，6～15 g，外用适量。

【现代研究应用】茵陈具有降脂、抗脂质过氧化、保护内皮细胞及功能的作用，对免疫损伤合并高胆固醇家兔喂饲 6 周形成的动脉粥样硬化病灶，具有明显的消退作用；茵陈水提物能延长小鼠缺氧存活时间，提高耐缺氧能力，且存在剂量依赖性。茵陈蒿中的香豆素类化合物具有扩张血管，防止自由基生成，促血管内皮细胞释放一氧化氮和前列环素，降血脂，抗凝血等作用。

3. 虎杖

【性味归经】微苦，微寒。归肝、胆、肺经。

【功效】利湿退黄，清热解毒，散瘀止痛，止咳化痰。

【主治】（1）湿热黄疸，淋浊带下　本品性偏苦寒，有清热利湿之功，治湿热黄疸单用或配伍均有效，亦可治下焦湿热淋浊带下、带下阴痒。（2）热毒痈肿，水火烫伤，毒蛇咬伤　本品清热解毒，治疗热毒痈肿、水火烫伤、毒蛇咬伤，既可内服，也可外用。（3）闭经，痛经，跌打损伤，癥瘕　本品味苦入肝，有活血化瘀作用，配伍活血化瘀通经之品，用于治疗瘀血内阻所致闭经、痛经及跌打损伤、瘀滞疼痛、血瘀不行、癥瘕积聚。（4）风湿痹痛　本品可祛风湿、止痛、通经络，单用或配伍用于治疗气血瘀滞不通、关节红肿灼热之痹证均奏效。（5）肺热咳嗽　本品苦降泄热，又能止咳化痰，单味煎服或与止咳药物同用，有清热化痰、止咳平喘之效。

【用法用量】水煎服，9~15 g。外用适量，制成煎液或油膏涂敷。

【注意事项】孕妇慎用。

【现代研究应用】

Ⅰ. 对心脏的作用

虎杖苷可能通过促使心肌细胞内 Ca^{2+} 浓度升高而直接增强心肌细胞的收缩性，其作用可能与钙、钠通道开放有关。静脉注射虎杖注射液能明显降低缺氧动物因缺氧引起的肺动脉高压，增加心排血量，增强纤溶系统活性；对缺氧心肌有保护作用，能提高心肌对缺氧的耐受能力，减低心脏衰竭程度。

Ⅱ. 血脂和动脉粥样硬化斑块的影响

虎杖中所含的白藜芦醇能明显降低 TC、TG、LDL-C、ApoB、MDA 水平；升高 HDL-C/TC 及 ApoA1/ApoB 比值，并能提高高脂血症大鼠血清 SOD、CAT、谷胱甘肽过氧化物酶（Glutathione peroxidase，GSH-PX）活性及总抗氧化能力（Total antioxidant capacity，T-AOC），调节高脂血症大鼠血脂代谢及纠正自由基代谢紊乱；所含虎杖苷对动、静脉和微循环血栓形成有显著的对抗作用；具有抗动脉硬化作用，有助于稳定斑块。

Ⅲ. 抑制血小板聚集

虎杖苷能明显抑制血栓素 B_2 的产生，抑制家兔血小板聚集，但对凝醇诱导的血小板聚集的抑制作用不明显。其抑制血小板聚集不仅存在量效关系，而且对血小板的结构有保护作用。

（四）温里药

1. 附子

【性味归经】辛，大热；有毒。归心、肾、脾经。

【功效】回阳救逆，补火助阳，散寒止痛。

【主治】（1）亡阳证　本品为"回阳救逆第一品药"。多与干姜、甘草同用，治久病体虚、阳气衰微、阴寒内盛，或大汗、大吐、大泻所致亡阳证。（2）阳虚诸证　本品辛甘大热，可峻补元阳、益火消阴，配伍用治阳痿宫冷、不孕不育；入脾、肾二经，助气化而水行，故可治脾肾阳虚之水肿；此外，可治肾阳不足兼感风寒。（3）阴黄证　本品温脾散寒，可用治脾阳不足、寒湿内阻的阴黄证。（4）寒痹证　本品通行十二经脉，有较强散寒止痛作用，常多用于风寒湿痹周身骨关节疼痛者，尤善治寒痹痛剧者。（5）虚寒头痛　本品温经散寒止痛力强，可配伍治偏、正头痛，经久不愈，以及气虚头痛、寒证头痛。（6）胸痹证　本品辛温，温阳化气，助心行血，用治阳不化气、湿痹胸阳所致胸痹。（7）虚寒腹痛　本品温脾肾之阳、温散寒邪，可治脾肾阳虚、少腹冷痛溏泄，以及阴寒积聚、腹痛便秘。

【用法用量】煎服，3～15 g，宜先煎0.5～1 h，至口尝无麻辣感为度。

【注意事项】本品辛热燥烈，阴虚阳亢者及孕妇忌用。反半夏、瓜蒌、贝母、白蔹、白及。因有毒，内服须经炮制。若内服过量，或炮制、煎煮方法不当，可引起中毒。

【现代研究应用】

Ⅰ. 强心，抗心力衰竭

离体蛙心实验表明，蒸煮8 h、10 h、12 h的附子具有强正性肌力作用，而且心脏毒性显著减低；附子与干姜配伍可加快心力衰竭大鼠心率、升高左心室内压、提高左心室内压最大上升和下降速率，改善心力衰竭大鼠血流动力学变化。附子苷有明显的强心作用。

Ⅱ. 抗心律失常

附子提取物对动物缺氧和急性心肌缺血损伤的范围和程度有明显的缩小和减轻作用，附子正丁醇提取物、乙醇提取物及水提物均对氯仿所致小鼠室颤有预防作用，其中尤以水提物作用最为明显。

Ⅲ. 对血管的作用

附子水煎剂可引起血管平滑肌舒张，此效应可能是内皮细胞依赖性的，且与一氧化氮的释放有关；此外发现附子煎剂可扩张外周血管，能明显扩张麻醉犬和猫的后肢血管，使血流增加。

2. 干姜

【性味归经】辛，热。归脾、胃、肾、心、肺经。

【功效】温中散寒，回阳通脉，温肺化饮。

【主治】（1）腹痛、呕吐、泄泻　本品入脾、胃二经，长于温中散寒、健运脾阳，为温暖中焦之主药。可用治脾胃虚寒之脘腹冷痛，或寒邪直中之腹痛；或蛔厥，症见上腹部突发绞痛、面青汗出等；以其散寒止痛之功亦常用于治疗胃寒呕吐、中寒水泻、寒积便秘等证。（2）亡阳证　每与附子相须为用，治疗心肾阳虚、阴寒内盛之亡阳厥逆、脉微欲绝。（3）寒饮喘咳　本品辛热入肺，能温肺散寒化饮，配伍用治寒饮咳喘、痰多清稀之证。（4）水肿　本品温健脾阳，可用治脾肾阳虚、水湿停滞之水肿。

【用法用量】煎服，3～10 g。

【注意事项】本品辛热燥烈，阴虚内热、血热妄行者忌用。

【现代研究应用】

Ⅰ. 强心

干姜强心的主要成分是姜酚和 6 - 姜烯酚。干姜提取物对兔急性心力衰竭模型形成具有保护作用，能通过改善心室舒缩功能、降低外周阻力，而改善心力衰竭程度，对急性心力衰竭具有实验性治疗作用。干姜水煎液可改善急性心肌缺血大鼠血流动力学部分指标，可通过增强心肌收缩力，增加心率等作用改善心功能，缓解心肌缺血缺氧状态。

Ⅱ. 保护心肌细胞

观察含有不同剂量干姜的大鼠血清，探究其对培养乳鼠心肌细胞缺氧缺糖损伤的保护作用。干姜可以降低血清中乳酸脱氢酶的含量，达到保护心肌的作用。

Ⅲ. 抗凝

干姜水提物及干姜挥发油对实验性体内血栓形成的模型有明显的对抗作用。水提取物作用机制可能与抗血小板聚集功能有关，干姜挥发油作用机制可能与凝血系统，特别是增强内源性凝血功能有关。

（五）理气药

1. 陈皮

【性味归经】苦、辛，温。归脾、胃经。

【功效】理气健脾，燥湿化痰。

【主治】（1）脾胃气滞证　本品入脾经，行滞气，可行气止痛、健脾和中，用治脾胃气滞之脘腹胀痛、呕吐呃逆、便秘或腹泻等。（2）湿痰、寒痰咳嗽证　本品辛行苦泄，能宣肺止咳，为治痰理咳之要药，配伍用治湿痰咳嗽、寒痰咳嗽等。（3）胸痹证　本品辛温，入肺走胸，能行气止痛而治胸痹，配伍用治胸痹而胸中气塞短气，以及胸痹而心下气坚、气促咳唾、隐痛不可忍者。（4）乳痈初起　本品辛散苦泄，能散结消痈，常配甘草用于乳痈初起。

【用法用量】煎服，3~10 g。

【现代研究应用】

Ⅰ. 对心血管的作用

能增强心肌收缩力、扩张冠状动脉、升高血压、提高机体应激能力。陈皮水提物静脉注射，可显著增加实验动物的心排出量和收缩幅度，增加脉压和每搏心排出量，提高心脏指数、心搏指数、左室做功指数，并可短暂增加心肌耗氧量；陈皮水溶性生物碱对大鼠有明显的升血压作用，且在一定剂量范围内量－效、时－效呈线性相关，其作用时间短暂，清除快。

Ⅱ. 降血脂

陈皮能显著减轻肝细胞的脂化程度，有明显的降脂、预防动脉硬化及抗血液高凝状态作用。降脂机制为抑制胆汁酸重吸收，阻断胆汁酸的肝肠循环，促进体内胆固醇大量转化为胆汁酸，还可直接干扰脂肪和胆固醇的吸收，抑制胰脂酶活动，增加三酰甘油从粪便的排出，从而降低血浆中三酰甘油水平。

2. 枳实

【性味归经】苦、辛、酸，微寒。归脾、胃、大肠经。

【功效】破气消积，化痰除痞。

【主治】（1）胃肠积滞，湿热泻痢　本品入脾、胃、大肠经，善破气除痞、消积导滞，治胃肠实热、湿热、饮食积滞诸证。（2）产后腹痛　本品行气以助活血而止痛，可用治产后瘀滞腹痛、烦躁等。（3）胸痹结胸　本品行气化痰以消痞，破气除满而止痛。

【用法用量】煎服，3～10 g。炒用性较平和。

【注意事项】孕妇慎用。

【现代研究应用】

Ⅰ. 对血管内皮的作用

对 64 例急性冠脉综合征患者，在常规治疗方法上加用枳实胶囊，3 周后血清一氧化氮水平显著升高、血浆内皮素－1（Endothelin-1，ET-1）水平明显降低；使用枳实胶囊后，患者红细胞聚集指数、D－二聚体（D-Dm）、ET-1、ox-LDL 水平明显降低，说明枳实对急性冠脉综合征患者的内皮功能有改善作用，并可增强抗氧化功能。

Ⅱ. 对心功能的影响

麻醉犬实验表明，枳实及其有效成分辛弗林和 N－甲基酪胺能显著增强多种心肌收缩性和泵血功能指标，枳实及其有效成分的强心、增加心排出量和收缩血管提高总外周阻力的作用，导致左心室压力和动脉血压上升，从而起到抗休克的作用。

Ⅲ. 抗血小板聚集

枳实能抑制血小板聚集，抑制红细胞聚集，改善红细胞流变状态。

3. 薤白

【性味归经】辛、苦，温。归心、肺、胃、大肠经。

【功效】通阳散结，行气导滞。

【主治】（1）胸痹 薤白善散阴寒凝滞，行胸阳壅结，为治胸痹之要药。主治寒痰阻滞、胸阳不振之胸痹，亦可与他药配伍治疗痰瘀胸痹。（2）脘腹痞满胀痛、泻痢里急后重 本品辛行苦降，能通大肠之气滞而治腹胀痞满。

【用法用量】煎服，5～10 g。

【现代研究应用】

Ⅰ. 对心肌损伤的保护作用

对异丙肾上腺素致小鼠常压缺氧模型、垂体后叶素致大鼠急性心肌缺血模型及大鼠心肌缺血再灌注模型，使用薤白提取物进行灌胃，能延长异丙肾上腺素作用的小鼠常压缺氧存活时间，对抗垂体后叶素所致的大鼠急性心肌缺血作用，并能明显保护缺血再灌注引起的大鼠心肌的损伤。

Ⅱ. 保护血管内皮

气滞型大鼠血管内皮损伤中，COX-2 蛋白含量增高，且两者之间的相互作用增强，均可加重血管内皮损伤，而薤白能够纠正这些异常，使保护血管内皮免受损伤。

Ⅲ. 扩张血管

薤白能舒张因氯化钙、高钾和去甲肾上腺素而收缩的兔主动脉条，使去甲肾上腺素、氯化钾、氯化钙的剂量 – 效应曲线非平行右移、最大效应降低。其扩血管机制与其对钙通道阻断作用有关。

Ⅳ. 降血脂

长梗薤白提取物能明显降低高脂血症家兔血清 TC、TG 和 LDL-C 含量，显著升高 HDL-C 含量和 HDL-C/TC 比值。同时，能显著降低高脂血症家兔的过氧化脂质（LPO）水平，具有较强的纠正高脂蛋白血症脂蛋白 – 胆固醇代谢紊乱和抗脂质过氧化作用。

Ⅴ. 抗凝血与抗血栓

通过观察薤白不同溶剂提取物对玻片凝血时间的影响和对胶原蛋白 – 肾上腺素小鼠血栓模型的作用，发现薤白不同溶剂提取物能延长小鼠凝血时间，提高胶原蛋白 – 肾上腺素血栓模型小鼠的恢复率，有抑制凝血和抗血栓形成的作用。

（六）消食药

山楂

【性味归经】酸、甘，微温。归脾、胃、肝经。

【功效】消食健胃，行气散瘀。

【主治】（1）肉食积滞证　本品为消化油腻肉食积滞之要药，凡肉食积滞之脘腹胀满、嗳气吞酸、腹痛便溏者，均可应用。（2）泻痢腹痛、疝气痛　本品有行气止痛之功，炒用兼能止泻止痢。（3）瘀阻胸腹痛、痛经　本品兼入血分，有活血祛瘀止痛之功，治胸腹瘀滞者多用。

【用法用量】煎服，9～12 g，大剂量 30 g。生山楂、炒山楂多用于消食散瘀，焦山楂、山楂炭多用于止泻止痢。

【注意事项】脾胃虚弱者慎服。

【现代研究应用】

Ⅰ. 降压

山楂可扩张外周血管并具有持久的降压作用，当山楂与槲寄生、大蒜、梧桐合用时，其降压作用大为增强，并且作用时间也有所延长。英国学者

Walker 研究山楂叶、花、果提取液治疗高血压糖尿病，结果表明，服用山楂提取液的患者较安慰剂组舒张压明显下降。

Ⅱ. 降脂

对于高脂血模型小鼠，山楂黄酮可显著降低其血清 TC、TG、HDL-C 水平，主要通过调控基因的转录表达（尤其是 *HSL*、*SREBP*-1*c* 基因）来调节动物脂代谢；对于高脂血症人群，食用山楂提取物样品 3 个月，可明显降低血清 TC、TG、LDL-C 浓度，对 HDL-C 作用不明显。

Ⅲ. 对心肌缺血的保护作用

山楂叶总黄酮能显著对抗异丙肾上腺素所致急性大鼠心肌缺血心电图 T 波的异常，降低血清 LDH 水平和 CK 活力，增加心肌组织 SOD 和 GSH 活性，上调 *HO-1* 的表达，并呈一定的剂量依赖性。其对急性缺血性心肌损伤的保护作用机制与诱导 *HO-1* 的表达密切相关；山楂提取物可以抑制缺血/再灌注大鼠血清中 LDH 的升高、提高 SOD 的活力、降低 MDA 的生成量，从而保护心肌，减轻缺血/再灌注导致的心肌细胞损伤。

Ⅳ. 对血管内皮的保护

山楂可以有效地保护内皮细胞免受氧化修饰的低密度脂蛋白的损害，抑制氧化修饰的低密度脂蛋白的促单核细胞黏附作用，并可直接作用于内皮细胞，降低人脐静脉内皮细胞的正常黏附率。

（七）活血/止血药

1. 三七

【性味归经】甘、微苦，温。归肝、胃经。

【功效】散瘀止血，消肿定痛。

【主治】（1）咯血、吐衄　三七功善止血、化瘀生新，人体内外各种出血，无论有无瘀滞，均可使用，有瘀滞者尤宜。内服、外用，单方、复方均奏效。（2）血痢、下血、妇人血崩　三七止血，对下部出血亦有良效。可用于血痢赤痢、大肠下血及妇人血崩，单味可起效。（3）外伤出血　本品为金疮要药。对各种外伤出血，可用单味三七研末外敷。（4）跌打损伤、瘀血肿痛　三七活血化瘀、消肿止痛之功显著，故亦为治跌打损伤之要药。对筋断骨折、瘀血肿痛等，为首选药。（5）痈疽疮疡　三七治疗痈疽肿痛。初起者，用之可促其内消；已溃者，用之可助其生肌敛疮。

【用法用量】内服：3～10 g，煎服。亦可入丸、散。临床应用，多研粉，用水冲服；或入成药散服用。外用：适量，磨汁外涂；也可研末调敷。

【现代研究应用】

Ⅰ. 对心脏的影响

对结扎冠脉前降支缺血 24 h 的实验动物，50～400 mg/kg 剂量范围的三七总皂苷能显著降低心肌缺血大鼠的心肌梗死面积，提高左心室舒张和收缩功能，抑制心肌酶的释放，起到改善心肌缺血的作用；预防性给予三七茎叶皂苷能减轻心肌再灌注造成的多种损伤，从多方面保护心肌，即减轻由缺血/再灌注导致的心功能抑制，减少标志性心肌酶的释放，亦可降低心肌组织变性坏死程度，减少炎细胞的浸润。

Ⅱ. 降血脂

三七叶总皂苷可调节高脂血症模型大鼠血脂水平和肝功能，同时有一定的抵抗脂质过氧化作用；实验显示其可以显著降低动脉粥样硬化大鼠 TG、TC、LDL 并升高 HDL 水平，能改善动脉粥样硬化大鼠血液流变学指标，对动脉粥样硬化具有一定的防治作用。

Ⅲ. 抗血栓和止血

三七具有双向调节功能，可促进凝血亦可活血。与正常对照组相比，三七中、高剂量组有抗血栓形成作用，低剂量有一定的止血作用，其止血散瘀的功能可能与剂量相关。

2. 蒲黄

【性味归经】甘、平。归肝、心包经。

【功效】止血，化瘀，通淋。

【主治】（1）咯血、吐衄　本品长于收敛止血，兼可活血行瘀，为止血行瘀之要药，有止血不留瘀的特点，可配伍治疗吐血、衄血。（2）血淋、崩漏　本品既可止血祛瘀，又能利尿通淋。可用治血淋、尿血及冲任虚损之崩漏。（3）跌打损伤、外伤出血　本品能活血化瘀，亦可用治跌打损伤，内服、外敷均可。（4）心腹疼痛、产后瘀痛　蒲黄生用长于活血行瘀，可治心腹诸痛，尤为妇科所常用，配伍他药治疗心腹疼痛、产后瘀痛、经闭痛经、产后恶露淋漓不尽等。

【用法用量】内服：3～10 g，入汤剂，包煎。外用：适量，掺用或调敷。生用行血祛瘀，利尿，并能止血；炒炭收涩止血。

【注意事项】孕妇忌用，无瘀滞者慎用。

【现代研究应用】

Ⅰ. 抗心肌缺血

对冠状动脉前降支结扎所致的犬心肌缺血模型，蒲黄总黄酮可减少缺血程度，降低缺血范围，缩小缺血心肌的梗死面积，降低血清中磷酸肌酸激酶、乳酸脱氢酶的活性，降低血清中游离脂肪酸、过氧化脂质含量，提高超氧化物歧化酶、谷胱甘肽过氧化物酶活性，对实验性心肌缺血犬的心肌具有保护作用；蒲黄醇提取物中各有效组分均可抑制垂体后叶素引起的家兔急性心肌缺血后心指标的下降，但作用特点不尽相同。

Ⅱ. 抗心律失常

蒲黄可延长氯化钙诱发的大鼠心律失常出现的时间，缩短生存大鼠的窦性心律恢复时间，减少死亡率，有较好的抗实验性心律失常作用，其机制可能与其阻滞 Ca^{2+} 内流作用有关。

Ⅲ. 降脂及抗动脉粥样硬化

研究表明，单味药物蒲黄有显著抗动脉粥样硬化作用，因其能降低血脂，拮抗高脂血症对血管内皮的损伤，改善血液流变性与红细胞流变性，改善微循环。

Ⅳ. 对凝血过程的影响

蒲黄有机酸对二磷酸腺苷、胶原、花生四烯酸诱导的家兔体外血小板聚集性有明显抑制作用。蒲黄有机酸既可以减慢血小板的聚集速度，还能解聚血小板发生的不可逆聚集。

3. 川芎

【性味归经】辛，温。归肝、胆、心包经。

【功效】活血行气，祛风止痛。

【主治】（1）胁肋胀痛，胸痹心痛　本品既可活血祛瘀以通脉，又能行气化滞以止痛，无论气滞、血瘀疼痛均可使用。近代以川芎有效成分或川芎为主制成的复方治疗冠心病心绞痛，有较好的疗效。（2）跌打损伤，疮疡肿痛　川芎可通达气血、活血定痛，为伤科跌仆损伤、外科疮疡痈肿常用之品。（3）月经不调，痛经闭经　本品有通行血脉、行气止痛之效，临床各科大凡由瘀血阻滞或血瘀气滞所致的各种痛症，均可用其治疗。（4）产后瘀痛　本品可活血祛瘀止痛，可用于产后恶露不行、少腹疼痛等症。（5）头痛、牙痛　本品辛香升散，能上行头目、祛风止痛，为治头痛要药。治疗头痛无论风寒、风热、风湿、血虚、血瘀均可随证配伍用之。（6）风

湿痹痛　川芎可通行血脉、行气止痛，常与他药配伍治疗风寒湿痹、肢体关节疼痛等症。

【用法用量】煎服，3~10 g，研末吞服，每次 1~1.5 g。

【注意事项】阴虚火旺、多汗及月经过多者，应慎用。

【现代研究应用】

Ⅰ. 保护心脏

在牛蛙心脏灌流液中加入川芎挥发油后，心肌收缩力和心率都明显下降，即其具有显著的减慢心率和减弱心肌收缩力的作用，并具有明显的量效关系；川芎内酯 A 预处理可提高心脏缺血再灌期的冠脉流量和心肌收缩力，降低室颤和室速的发生率，使乳酸脱氢酶、丙二醛含量降低，超氧化物歧化酶活性增强，对离体心脏缺血再灌注所致损伤可能具有保护作用；川芎内酯 A 预处理还能提高损伤的心肌微血管内皮细胞的存活数，减轻内皮细胞损伤，对心肌的血管内皮细胞具有保护作用；血管紧张素Ⅱ（Angiotensin Ⅱ，Ang Ⅱ）是公认的促心肌肥大因子，川芎嗪可抑制 Ang Ⅱ诱导的 *NF-κB* 激活与 *BMP-2* 表达降低、抑制 Ang Ⅱ诱导的心脏成纤维细胞增生及Ⅰ型胶原合成，还对 Ang Ⅱ诱导的新生大鼠心肌细胞肥大具有明显的抑制作用。

Ⅱ. 抗动脉粥样硬化

川芎嗪通过抑制或阻断动脉粥样硬化危险因素 ox-LDL、ox-VLDL 和血管紧张素Ⅱ诱导的 NF-κB 活化及核内移位，抑制血管壁细胞黏附分子 1 和单核细胞趋化蛋白 1 表达，抑制单核细胞黏附于内皮，而发挥其抗动脉粥样硬化作用。

Ⅲ. 对血液的影响

川芎能抑制血小板的聚集，延长凝血时间、活化部分凝血酶原时间及凝血酶原时间，降低血浆黏度、红细胞聚集指数，从而达到改善微循环和血液流变性，防止血栓形成的作用。

4. 延胡索

【性味归经】辛、苦，温。归心、肝、脾经。

【功效】活血，行气，止痛。

【主治】气血瘀滞痛证　本品辛散温通，为活血行气止痛之良药。可"行血中之气滞，气中血滞，故能专治一身上下诸痛"，为常用止痛药。治心血瘀阻之胸痹心痛，常与丹参、桂枝、薤白、瓜蒌等药同用，亦可配伍治疗胃痛、腹痛、胸胁痛、痛经、月经不调、跌打损伤、瘀肿疼痛、风湿痹痛等症。

【用法用量】煎服，3～10 g。研粉吞服，每次 1～3 g。

【注意事项】产后血虚，或经血枯少不利、气虚作痛者，皆大非所宜。

【现代研究应用】

Ⅰ. 抗心律失常作用

①延胡索碱预处理不仅可推迟大鼠心肌缺血再灌注室性心律失常出现时间、缩短其持续时间，而且还可降低室速和室颤的发生率、减慢大鼠再灌注损伤后心率的增快。表明延胡索碱预处理有抗大鼠心肌缺血再灌注室性心律失常的作用。②延胡索提取物能减少大鼠急性心肌梗死面积，改善心肌缺血损伤，减少室性心律失常的发生。

Ⅱ. 抗心肌缺血

延胡索总生物碱对异丙肾上腺素诱导的大鼠急性心肌缺血有防治作用，作用机制与提高血清 SOD 活力、降低 MDA 含量有关。

Ⅲ. 调节血压

延胡索乙素可使血管中去甲肾上腺素含量下降，也可降低儿茶酚胺含量，从而具有降压和心率减慢作用。

Ⅳ. 抑制血小板聚集

延胡索乙素静脉注射对大鼠实验性脑血栓形成有明显的抑制作用，延胡索乙素对二磷酸腺苷、花生四烯酸和胶原诱导的兔血小板聚集均有抑制作用，并呈剂量依赖关系，其余作用可能是通过拮抗钙离子的作用而产生。

Ⅴ. 抗血栓形成

延胡索乙素抑制实验动物静脉血栓、动脉血栓和动静脉旁路血栓的形成，延胡索乙素抗血栓作用与其抗损伤后的血管内皮凋亡，以及对 ADP 诱导的血液中组织因子的表达有一定的抑制作用相关。

5. 郁金

【性味归经】辛、苦，寒。归肝、心、肺、胆经。

【功效】活血止痛，行气解郁，清心凉血，利胆退黄。

【主治】（1）胸胁刺痛，胸痹心痛　本品能散能行，既能活血散瘀，又可行气解郁以止痛。（2）经闭痛经，乳房胀痛　本品解郁调经，可经配伍用治肝郁气滞的经行腹痛、乳房胀痛及产后心痛等症。（3）热病神昏，癫痫发狂　郁金能解郁开窍，且其性寒，兼有清心之功。（4）血热出血证本品可顺气降火而止血凉血，且有止血而不留瘀之特点，对于吐血、衄血、尿血、妇女倒经等属血热瘀滞者均可施用。（5）湿热黄疸 本品性寒而入肝经，可清湿热而利胆退黄。

【用法用量】煎服，3~10 g；研末服，2~5 g。

【注意事项】不宜与丁香、木丁香同用。

【现代研究应用】

Ⅰ.调脂及抗动脉粥样硬化作用

实验表明，对于链脲佐菌素诱导糖尿病大鼠模型，姜黄素能纠正实验结束时的脂代谢紊乱，降低血 TC、TG 和 LDL，升高 HDL；姜黄素可降低动脉粥样硬化家兔的血浆 TG、TC、LDL、纤溶酶原激活物抑制物 1（Plasminogen activator inhibitor-1，PAI-1）水平和 PAI-1/组织型纤维酶原激活物的比值，从而改善血管内皮功能。此外，有研究表明，姜黄素能通过促进肝和肾上腺对 LDL 和脂蛋白 a 的代谢，增加胆囊对 LDL 排泄，抑制脾对 LDL 的摄取，使血中 LDL 和脂蛋白 a 的含量降低，从而起到降血脂和抗动脉粥样硬化作用。

Ⅱ.纠正心肌缺血

姜黄素能降低冠脉阻力，增加冠脉流量，减少心肌耗氧量，减轻心肌缺血程度和缺血范围，缩小心肌梗死面积，降低血清肌酸激酶、乳酸脱氢酶活性及游离脂肪酸含量，对缺血心肌具有明显的保护作用。

6. 没药

【性味归经】辛、苦，平。归心、肝、脾经。

【功效】活血止痛，消肿生肌。

【主治】（1）瘀血阻滞，心腹诸痛，跌打损伤 本品活血止痛，对于瘀血阻滞之心腹疼痛，跌打损伤瘀滞肿痛，常与乳香相须为用。（2）疮疡痈疽，疔疮肿毒，无名肿毒 本品外用可消肿生肌敛疮，治疗疮疡溃破、久不收口，常与乳香研末外用。

【用法用量】煎服，3~10 g。外用适量。

【使用注意】孕妇忌用。因味苦气浊，脾虚胃弱者慎用。与乳香配伍则应减量。

【现代研究应用】

Ⅰ.降血脂

没药含有树脂部分能降低胆固醇血症雄兔的血胆固醇含量，并能防止斑块形成。

Ⅱ. 抗血小板聚集

没药水提液及挥发油均具有显著抑制二磷酸腺苷诱导的家兔体外血小板聚集作用，并可显著延长凝血时间，水提物活性强于挥发油的活性。

7. 丹参

【性味归经】苦，微寒。归心、肝经。

【功效】活血通经，祛瘀止痛，凉血消痈，清心除烦。

【主治】（1）月经不调，经闭痛经，产后瘀痛　丹参功擅活血祛瘀，微寒性缓，为妇科调经常用药，临证以血热瘀滞者更为适宜。（2）血瘀心痛、脘腹疼痛、癥瘕积聚、跌打损伤、痹证　本品通行血脉、祛瘀止痛，临床可用治多种血瘀证。（3）温热病热入营血　本品有清热凉血之功，与他药配伍可治疗温热病热入营血、高热神昏、烦躁、斑疹隐隐等。（4）疮疡痈肿　本品可清热凉血，有清热祛瘀消痈肿之功。（5）风疹，皮肤瘙痒　本品可凉血、活血、养血，对于血热、血虚所致皮肤痒疹亦常应用。（6）心悸怔忡，失眠健忘　丹参可祛瘀血而促心血再生，临床常配伍用治心血不足、虚烦心悸失眠，血虚健忘，瘀血不去、新血不生之心悸怔忡等。

【用法用量】煎服，5～15 g。活血化瘀宜酒炙用。

【注意事项】反藜芦。

【现代研究应用】

Ⅰ. 抗心肌缺血

丹参素能对抗垂体后叶素及异丙肾上腺素引起的大鼠急性心肌缺血 T 波偏移，并且能够保护心肌细胞。其促进血管舒张、抑制血管收缩、增加冠脉流量、改善血液流变、降低全血表观黏度作用，可能是抗心肌缺血性损伤的作用机制之一。

Ⅱ. 抗心律失常

丹参素能阻断 L 型钙电流、缩短心肌单细胞的动作电位时程，减少钙离子内流，进而避免心律失常。

Ⅲ. 抑制心肌纤维化

丹参酮ⅡA 对心肌纤维化有抑制作用，可能与其上调 Smad7 蛋白表达、抑制转化生长因子 β1 诱导的 Smad3 磷酸化、部分阻断转化生长因子 β1-Smads 信号通路有关。

Ⅳ. 抗动脉粥样硬化

丹参多酚酸 B 具有降低炎症因子分泌的作用，从而抑制动脉粥样硬化的炎症反应。其机制可能为：①抑制炎症因子对巨噬细胞表面 LDL 受体的合成及巨噬细胞对 LDL 的摄取作用，从而减缓脂质的沉积；②炎症因子分泌降低，则血管平滑肌细胞增生也减弱；③阻断炎症因子诱导肝细胞产生血浆纤溶酶原激活物抑制物；④阻断炎症因子诱导肝脏产生急性期反应蛋白。

Ⅴ. 对血液的作用

①抗血栓

白花丹参总酚酸提取物对血栓闭塞性脉管炎具有一定的治疗作用，其作用机制与其抗氧化作用、抑制炎症反应及对血管内皮细胞的保护作用有关。

②调脂

丹参提取物口服给药后能吸收入血，并通过抑制内源性胆固醇来发挥调脂作用；丹参素通过降低 TC 含量、抑制 LDL-C 水平、及时清扫多余的胆固醇，有效调节高脂血症大鼠血脂水平，减少脂肪酸的合成。

8. 红花

【性味归经】辛，温。归心、肝经。

【功效】活血通经，祛瘀止痛。

【主治】（1）经闭痛经，妇人难产，产后瘀痛　本品专入肝经血分，能活血祛瘀、通调经脉，为妇科血瘀证常用药物。（2）癥瘕积聚　红花可活血消癥、祛瘀止痛。（3）血瘀心腹胁痛　本品善活血通脉、祛瘀止痛。与他药配伍可治心脉瘀阻、胸痹心痛、瘀滞腹痛等证。（4）跌打损伤，瘀血肿痛　本品能活血祛瘀、消肿止痛，对伤科跌损瘀痛，常用为要药。（5）瘀血阻滞，斑疹色黯　本品可活血通脉、化滞消斑。（6）疮痈肿毒本品有活血消肿之功，常与他药配伍治疗疮痈肿毒。

【用法用量】煎服，3~9 g，外用适量。

【注意事项】孕妇慎用。

【现代研究应用】

Ⅰ. 对心肌缺血及冠脉血流量的作用

红花黄色素注射液可使急性心肌缺血大鼠心肌组织 SOD 活性增高、MDA 含量降低，对急性心肌缺血大鼠有保护作用；红花黄色素可显著减少大鼠心肌梗死区面积，对急性缺血性心肌损伤的保护作用可能与其抗氧化、清除氧自由基作用相关。红花黄色素舌下静脉给药能显著对抗大鼠心肌缺血，降低"血瘀证"模型大鼠的全血比黏度、血浆比黏度、红细胞比容及纤维蛋白原含量，明显延长小鼠常压耐缺氧时间，对大鼠急性心肌缺血具有保护作用。红花总黄素能增加冠脉流量、减少心肌耗氧量，并表现出剂量依赖性。

Ⅱ. 对心肌肥厚的作用

红花酸可抑制压力超负荷致心肌肥厚大鼠的心肌胶原增生，改善心肌重构，改善心肌肥厚。

Ⅲ. 抑制凝血，抗血栓形成

红花黄色素能明显延长小鼠凝血时间和大鼠凝血酶原时间，体外对小鼠血凝块具有较好的溶解作用，并且红花黄色素能明显延长体内大鼠颈动脉血栓形成的时间，明显缩短大鼠体外血栓长度。其机制可能为通过降低纤维蛋白原含量，来抑制血小板的聚集，从而抑制血栓的形成。

Ⅳ. 对动脉粥样硬化形成的影响

对急性冠脉综合征患者，红花黄色素明显降低炎症反应，减少炎症细胞因子的表达，减少粥样斑块中炎症因子水平，对稳定粥样斑块、防止斑块破裂起着重要作用。

Ⅴ. 对血管内皮的作用

红花黄色素能增加急性冠脉综合征患者内皮祖细胞数量，改善内皮祖细胞的功能，促进急性冠脉综合征患者血管内皮修复，使缺血部位的血管新生，从而改善缺血，对急性冠脉综合征患者病情的改善具有重要的意义。

Ⅵ. 对血脂的作用

红花提取物对高脂血症大鼠具有一定的降脂作用，其中红花水提物明显降低高脂血症大鼠 TC、TG、LDL-C 水平；醇提物降低 TC、使 SOD 活性升高；两种提取物均降低高脂血症大鼠血浆比黏度。红花提取物不仅能降低血黏度，同时还能提高机体抗氧化能力。

9. 益母草

【性味归经】苦、辛，微寒。归肝、心包、膀胱经。

【功效】活血调经，利水消肿，清热解毒。

【主治】（1）月经不调、产后瘀痛　本品苦泄辛散、善入血分，能活血祛瘀而通经，为治疗妇人经产血瘀之要药。对因血瘀所致之经闭、痛经、月经不调，益母草有活血通经之效。（2）癥瘕积聚　益母草能通行血脉、散瘀消肿，与他药配伍可用治妇人腹有癥瘕等。（3）跌打损伤、瘀血肿痛本品可活血散瘀而止痛，经配伍用治跌损瘀痛。（4）水肿、小便不利　本品有利尿消肿之功。因其有活血化瘀作用，对水瘀互阻之水肿尤为适宜。

（5）疮痈肿毒、皮肤痒疹　本品苦寒能清热解毒，对疮痈肿毒、皮肤痒疹，可单用外敷或与他药配伍水煎内服。

【用法用量】煎服，10～30 g，或熬膏用。外用适量捣敷或煎汤外洗。

【注意事项】孕妇及血虚无瘀者慎用。

【现代研究应用】

Ⅰ．对心脏的作用

对于异丙肾上腺素所致的急性心肌梗死，益母草生物碱和黄酮成分大、中剂量使用可抑制血清肌酸激酶、乳酸脱氢酶活性及降低缺血心肌组织中丙二醛的含量，提高心肌组织中超氧化物歧化酶的活性，保护缺血心肌。益母草水提物高剂量可改善异丙肾上腺素致心肌重构模型大鼠心脏收缩功能，低剂量能改善模型鼠心脏舒张功能、下调胶原蛋白表达、改善心肌胶原蛋白构成比、减轻心肌重构程度。益母草注射液对实验兔心肌缺血及再灌注损伤有明显治疗效果，能明显降低大鼠心肌缺血再灌注心律失常发生率，对心肌缺血再灌注损伤有保护作用。

Ⅱ．对血液流变学、抗血小板聚集等作用

益母草碱能明显预防急性血瘀模型鼠的血黏度、红细胞比容的升高，提高红细胞的变形能力；益母草注射液能降低大鼠心肌缺血过程中升高的全血黏度、血浆黏度、血沉及血浆纤维蛋白原，并可降低二磷酸腺苷及胶原诱导的血小板聚集率，显著抑制体外血栓形成。

Ⅲ．降脂与抗动脉粥样硬化

益母草碱可纠正高脂血症大鼠的血脂代谢紊乱，降低血清中胆固醇、三酰甘油和低密度脂蛋白胆固醇的含量，通过改善高脂血症的血脂代谢紊乱来改善血流状态，防止血栓形成，进而预防和治疗动脉粥样硬化，减少血栓性疾病的发生。

10. 三棱

【性味归经】苦、辛，平。归肝、脾经。

【功效】破血行气，消积止痛。

【主治】（1）气滞血瘀，癥瘕积聚　本品能破血中之气而消散积聚。然三棱药性猛烈，故在用其治疗癥瘕积聚时，常应配益气养血健脾之品，攻补兼施，以防伤正。（2）血瘀经闭，产后瘀痛　本品入肝经血分，既能破血逐瘀，又可行气止痛，为妇产科临床常用之品。（3）食积气滞，脘腹胀满　本品能消食化积、行气止痛，用治食积腹痛、小儿疳积，还可用于肝郁气滞致日久夹瘀、胁下胀满疼痛症。

【用法用量】内服，入汤剂一般用 3～10 g。醋制有加强止痛的作用。

【注意事项】本品破血逐瘀能力强，妇女月经过多者及孕妇均应忌用。

【现代研究应用】

Ⅰ. 对心血管的作用

三棱对 α - 肾上腺素受体、血管紧张素Ⅱ受体有不同强度的抑制活性作用，能影响 NDA 的合成，抑制血管平滑肌细胞的增殖，促进 AS 病灶的消退。

Ⅱ. 抗血栓及抗血小板聚集

三棱水煎剂及总黄酮对胶原蛋白 - 肾上腺素诱导的小鼠有显著的保护作用；同时与水煎剂相比三棱总黄酮具较强的抗血栓作用，经醋制后三棱抗血栓作用明显增强；三棱生品、炮制品均有显著的抑制血小板聚集的作用，以醋制品抑制程度最高。

Ⅲ. 对血液流变学的影响

三棱可使血液中血细胞比容减小和血沉速率降低而导致全血黏度下降。

11. 水蛭

【性味归经】咸、苦，平。有小毒。归肝经。

【功效】破血通经，逐瘀消癥。

【主治】（1）血瘀经闭，癥瘕积聚　本品破血逐瘀功效峻猛，多用于经闭、癥瘕之重症。（2）跌打损伤，心腹疼痛　本品有破血逐瘀之功，用治一般跌打损伤、跌损瘀血内阻，心腹疼痛及瘀血内阻所致的腰痛不可转侧等跌损瘀阻之症亦可配用。

【用法用量】内服，入汤剂，一般用 1.5～3 g；研末服，每次用 0.3～0.5 g。以入丸散或研末为宜。或以活水蛭放于瘀肿局部以吸血消瘀。

【注意事项】本品破血逐瘀作用峻猛，孕妇及月经过多者忌用。

【现代研究应用】

Ⅰ. 抗凝血，抑制血小板聚集

体外和体内抗凝血试验研究证实，水蛭正己烷、乙酸乙酯、水溶液提取部分均有不同程度的抗凝血药理活性，能不同程度延长大鼠凝血活酶时间、凝血酶原时间、凝血酶时间，其中以乙酸乙酯抗凝血效果最强。

Ⅱ. 降血脂

对老龄自发性高血压大鼠使用水蛭粉与煎剂进行灌胃，血黏度（各切变率)、血浆黏度、红细胞聚集率及胆固醇含量均有明显降低，而对三酰甘油作用不明显；水蛭粉及煎剂均有降压作用，其机制可能与其改善血液黏度，从而降低外周血管阻力的作用有关。水蛭乙醇提取物能明显降低大鼠体内 TC、TG、LD、NO 浓度，水蛭乙醇提取物组血清一氧化氮合酶（Nitric oxide synthase，NOS）、iNOS 活性降低，eNOS 活性升高，说明水蛭乙醇提取物能调节高脂血症大鼠血脂代谢及纠正 NO 代谢紊乱。

Ⅲ. 对动脉粥样硬化的干预

水蛭粉对高脂血症大鼠进行干预，水蛭粉可明显降低肝脏指数、脂肪指数，增加 SOD 活性，下调 MCP-1 表达，即水蛭粉可通过减少体内脂质沉积、调节机体代谢紊乱、减轻氧化损伤、抑制炎症反应等环节，干预动脉粥样硬化的形成。

（八）化痰止咳平喘药

1. 半夏

【性味归经】辛，温；有毒。归脾、胃、肺经。

【功效】燥湿化痰，降逆止呕，消痞散结。

【主治】（1）痰多咳嗽、风痰眩晕　半夏为治湿痰、寒痰之要药。用于痰湿阻肺、咳嗽痰多、胸膈满闷、呕恶眩晕、寒饮犯肺、咳嗽喘息、吐痰清稀等。（2）呕吐反胃　本品善降逆止呕，可随证配伍用于各种原因所致的呕吐，对痰饮或胃寒呕吐尤宜。（3）胸脘痞闷、痰热结胸　本品可配伍用治寒热互结，或湿热中阻、脾胃虚弱、心下痞满、胸阳不振、心痛彻背、气短不得卧者。（4）瘰疬瘿瘤、痈疽肿毒　本品内服能消痰散结，外用可消肿止痛。

【用法用量】煎服，3~9 g；一般制过使用。外用适量。

【注意事项】反乌头。其性温燥，故一切血证及阴虚燥咳、津伤口渴者忌服。本品有毒，内服切不可用生品。

【现代研究应用】

半夏全药浸剂对犬室性心动过速及室性期前收缩的模型有明显的抗心律失常作用；抗心律失常作用的有效组分对于氯化钡引起的模型犬心律失常有显著对抗作用。

2. 瓜蒌

【性味归经】甘、微苦，寒。归肺、胃、大肠经。

【功效】清热涤痰，宽胸散结，润肠。

【主治】（1）肺热咳嗽、痰浊黄稠　本品长于清肺热、润肺燥、涤痰宽胸，主治热痰证和燥痰证。对于痰热壅肺之咳嗽胸闷，或咳痰黄稠、不易咳出、胸膈痞满者尤为适宜。（2）胸痹心痛、结胸痞满　本品能利气开郁，导痰浊下行。可与他药配伍用治痰气互结、胸阳不通之胸痹疼痛不得卧者、痰热结胸、胸膈痞满、按之则痛者。（3）乳痈肺痈、肠痈肿痛　瓜蒌可清热散结消肿，《本草便读》中说"一切肺痈、肠痈、乳痈之属火者，尤为相宜"。（4）大便秘结　本品有润肠通便之功。

【用法用量】煎服，9～15 g。

【注意事项】脾虚便溏及湿痰、寒痰者忌用。不宜与乌头、制川乌、草乌、制草乌、附子同用。

【现代研究应用】

Ⅰ．对心血管的作用

瓜蒌提取物能延长异丙肾上腺素作用的小鼠常压缺氧存活时间、对抗垂体后叶素所致的大鼠急性心肌缺血作用，并能显著保护大鼠的缺血后再灌注损伤。瓜蒌皮水煎液能够抑制缺血心肌脂质过氧化，提高组织抵抗氧自由基损伤能力，且对大鼠急性心肌缺血有保护作用，部分机制在于该药能够抑制缺血心肌过度的氧化应激反应。瓜蒌提取物松弛血管平滑肌的作用是通过阻断钙通道实现的。瓜蒌皮的氯仿和醇溶物能阻滞大鼠主动脉电压依赖钙通道 Ca^{2+} 内流，水溶物使 Ca^{2+} 内流增加。瓜蒌皮提取物能够降低异常升高的 TC、LDL，保护血管内皮，抑制脂质沉积；抑制单核细胞向内膜浸润和免疫黏附，减少泡沫细胞的生成，抑制中膜血管平滑肌细胞向内膜迁移、增生，对实验性高脂血症所致动脉粥样硬化有明显的保护作用。瓜蒌皮注射液能够显著降低血管内皮素水平，其疗效与复方丹参注射液组相比无显著差异。

Ⅱ．对血液的作用

瓜蒌皮注射液能够显著降低血瘀证模型大鼠的全血比黏度、血浆黏度、红细胞聚集指数及血相对黏度，明显改善血瘀证模型大鼠的血液流变学，并且与活血化瘀疗效确切的复方丹参注射液相比无显著差异。

3. 葶苈子

【性味归经】辛、苦，大寒。归肺、膀胱经。

【功效】泻肺平喘，行水消肿。

【主治】（1）痰涎壅肺，咳喘痰多，胸胁胀满，不得平卧　本品专泻肺中水饮及痰火而平喘咳。与他药相伍用治痰热壅肺、咳嗽痰喘及面目水肿、喘逆不得卧。（2）胸腹水肿，小便不利 葶苈子能泄肺气之壅闭而通调水道，利水消肿。用治肺失宣降，水气不行，水肿胀满；饮留肠胃，水走肠间，辘辘有声，二便不利等。

【用法用量】煎服，3～10 g，包煎。

【注意事项】易伤正，只宜用于实证，故凡肺虚喘促、脾虚肿满、膀胱气虚、小便不利者，均当忌用。

【现代研究应用】

Ⅰ. 对心脏的作用

葶苈子水提液具有抑制实验动物心肌肥大、心室重构的作用，其作用机制可能与抑制交感神经系统兴奋性及抑制 AngⅡ、醛固酮等神经内分泌因子激活有关；并有一定降低压力负荷大鼠血压的作用，能抑制心肌细胞的肥大，减小左心室心肌细胞的横断面面积；降低间质和血管周围胶原沉积，改善心室重构大鼠心肌结构；葶苈子水提物具有显著强心和增加冠脉流量且不增加心肌耗氧量的作用，葶苈子提取 0.2 mg/kg，能增加心室心肌收缩性和泵血功能，并能增加冠脉流量，与静脉注射异丙肾上腺素 10 μg/kg 的作用相似，但对心律、动静脉氧分压差及动静脉氧溶解度无明显影响。

Ⅱ. 调脂作用

对饮食性高脂血症大鼠，南葶苈子醇提取物和南葶苈子油能显著降低高脂血症大鼠的 TC、TG、LDL-C 水平及 LDL-C/HDL-C 比值，显著提高 HDL-C 水平及 HDL-C/TC 比值，作用与烟酸类药物相近。

（九）息风安神药

1. 酸枣仁

【性味归经】甘、酸，平。归心、肝、胆经。

【功效】养心补肝，宁心安神，敛汗，生津。

【主治】（1）心悸失眠 本品能养心阴、补肝血而有安神之效，为养心安神之要药，常与他药相伍治心肝阴血亏虚、心失所养之心悸怔忡、失眠多梦；心脾虚之惊悸不安；以及心肾不足、阴亏血少、心悸、健忘等症。（2）自汗、盗汗 本品有收敛止汗之效，用治自汗、盗汗，常与益气固表止汗药同用。（3）津伤口渴 常与清热养阴药共用，治热病伤津、口渴咽干者。（4）骨蒸劳热 枣仁善补阴血，能养阴退蒸，可用治骨蒸劳热、心烦不得眠者。

【用法用量】煎服，10～15 g。研末吞服，每次 3～5 g。

【现代研究应用】

Ⅰ. 对心脏的作用

酸枣仁皂苷 A 对缺血再灌注损伤大鼠心律失常有保护作用。使用酸枣仁总皂苷对心肌缺血再灌注模型大鼠进行干预，其心肌组织病理改变减轻，心律失常评分显著降低，血清中乳酸脱氢酶及心肌组织丙二醛下降，超氧化物歧化酶活性显著升高，说明酸枣仁总皂苷 A 对缺血再灌注损伤大鼠心律失常的保护作用机制可能与其抗氧自由基有关。

Ⅱ. 降压

不同剂量的酸枣仁总皂苷对原发性高血压大鼠血压均有明显的降低作用，且降压作用在给药后 0.5 h 即有表现，不同剂量间作用差异不显著。

Ⅲ. 调节脂代谢

对高血脂模型大鼠灌胃给药，发现酸枣仁炮制品中总皂苷能降低模型动物血清总胆固醇、三酰甘油、低密度脂蛋白胆固醇含量，提高高密度脂蛋白胆固醇含量，并具有显著调节实验性高脂血症大鼠血脂的作用；以酸枣仁总皂苷 64 mg/kg 连续 20 天腹腔注射，对正常饲养和高脂饲养的大鼠血脂和血脂蛋白胆固醇有良好的调理作用，提示酸枣仁总皂苷可能通过降低血压和调理血脂、血脂蛋白，从而抑制动脉粥样硬化的形成和发展。

2. 柏子仁

【性味归经】甘，平。归心、肾、大肠经。

【功效】养心安神，润肠通便，止汗。

【主治】（1）心悸失眠　本品主入心经，具有养心安神之功效，多用于心阴不足、心血亏虚以致心神失养之心悸怔忡、虚烦不眠、头晕健忘等症。（2）肠燥便秘　本品入大肠经，质地滋润，富含油脂，有润肠通便之功。可用于阴虚血亏，老年、产后等肠燥便秘证。（3）阴虚盗汗　本品善滋补阴液，常与止汗药为伍，治疗阴虚盗汗证。（4）小儿夜啼惊痫　柏子仁滋养心血、安神定志，止惊痫抽搐。

【用法用量】煎服，3～10 g。外用适量。大便溏者宜用柏子仁霜代替柏子仁。

【注意事项】便溏或多痰者慎用。

【现代研究应用】

用治变异型心绞痛。临床报道，患者胸痛彻背，呈发作性，伴心悸易惊、失眠多梦等症，服用柏子养心丸一周，胸痛减轻；1 个月后已无心悸，安睡如常人，胸痛偶发；4 个月后临床症状消失。

3. 罗布麻

【性味归经】甘、苦，凉。归肝经。

【功效】平肝安神，清热，利尿。

【主治】（1）头晕目眩　本品专入肝经，平抑肝阳又可清泄肝热，故可用于治疗肝阳上亢及肝火上攻之头晕目眩、烦躁失眠等症。（2）水肿、小便不利　本品有清湿热、利小便的作用，根部效果尤佳，用治水肿、小便不利而有热者。（3）心悸失眠　本品兼能养心安神，单用有效。

【用法用量】水煎服或开水泡服，6～12 g。肝阳眩晕宜用叶片，治疗水肿多用根。

【注意事项】不宜过量或长期服用，以免中毒。

【现代研究应用】

Ⅰ. 降血压

罗布麻叶提取物能显著降低模型犬高血压，Western blot 结果表明其可显著增加磷酸化内皮型一氧化氮合酶、磷酸化磷脂酰肌醇 3 激酶及磷酸化蛋白激酶 B 的表达量。其降压机制可能为激活血管内皮细胞内磷脂酰肌醇 3 激酶/蛋白激酶 B 信号转导途径，从而促进内皮型一氧化氮合酶磷酸化，进而提高内皮型一氧化氮合酶活性、增加一氧化氮。对于高脂高盐模型鼠，罗布麻叶总黄酮（32 mg/kg）能有效抑制大鼠血压的升高，且随给药时间的延长血压上升趋势被有效抑制，其机制与调节血脂代谢、抑制炎症因子的表达有关。

Ⅱ. 抗血栓

罗布麻总黄酮能延长小鼠凝血时间，对凝血酶原时间也有明显的延长作用。说明罗布麻总黄酮具有明显的抗血栓作用，这种抗血栓作用部分与抑制凝血系统的功能有关，部分可能与抑制血小板功能有关。

Ⅲ. 对动脉粥样硬化

罗布麻叶各有效部位及乙醇提取物对高脂血症所致的血管损害有明显的保护作用，用药后可保护内皮细胞和基膜的完整，抑制胶原纤维和内膜的增生，减少平滑肌细胞损害，并有减少动脉硬化形成的趋势。粗提物的作用相对较弱，而总鞣质与总黄酮有效部位的效果较好，总鞣质组尤为明显。

（十）补益药

1. 人参

【性味归经】甘、微苦，微温。归脾、肺、心、肾经。

【功效】大补元气，复脉固脱，补脾益肺，生津养血，安神益智。

【主治】（1）气虚欲脱、阴阳欲竭　人参为治疗虚劳内伤第一要药，凡大失血、大汗、大吐泻及一切疾病导致的元气虚极欲脱之证，单用本品即有效。（2）脾气亏虚、中气下陷　本品补脾调中、鼓舞脾气、助生化之源，为补脾要药。（3）肺虚喘咳、气短乏力　人参为补肺气之良药。凡久病喘咳、肺气耗伤，或因气之生化不足、肺气虚弱、宣降失常所致咳嗽声低、气喘短促、少气懒言等，可随证配伍用之。（4）津伤口渴、虚热消渴　人参补益脾肺、助运化、输精微、布津液，使气旺津生，达益气生津止渴之效。（5）失眠健忘、心悸怔忡　本品大补元气、益心气，气足则神旺，既补气以安定心神，又益智而振奋精神。配伍用治心气不足、失眠多梦、心神不宁、心肾不足、阴亏血少、虚烦不眠等。（6）血虚萎黄　人参大补元气、益气生血，可用治脾胃气虚、化源不足、血虚萎黄之证。（7）阳痿宫寒　本品有益气助阳之效，可用治元气不足、命门火衰、阳痿宫寒等证。（8）气虚血瘀、中风偏瘫、胸痹心痛　人参对于"因虚致瘀"之中风、胸痹甚为相宜。可用治气虚血瘀导致的中风偏瘫、口眼㖞斜及心气不足、血虚夹瘀之胸闷刺痛、气短乏力等症。

【用法用量】3~9 g，另煎兑服；也可研粉吞服，一次2 g，一日2次。

【注意事项】人参甘而微温，有助火壅滞敛邪之弊，骨蒸劳热、血热吐衄、肝阳上亢、目赤头眩等一切实证、火郁之证均不宜使用。人参反藜芦，畏五灵脂，不宜与莱菔子同用，不宜同时吃萝卜或喝茶，以免影响补力。

【现代研究应用】

Ⅰ. 抗心律失常

人参茎叶皂苷对乌头碱诱导的大鼠心律失常有明显的对抗作用，对蟾酥所致的小鼠心律失常，人参总皂苷显著抑制 QRS 波群时程增宽、T 波幅度加大，降低室性心律失常发生率，显著延长存活时间。其作用可能与人参皂苷 Rb1 抑制神经、心肌的 Ca^{2+} 内流有关。

Ⅱ. 保护心肌

对于急性心肌梗死大鼠模型，人参皂苷 Rb1 腹腔注射可使左室重量指数、左室截面直径、Ⅰ型胶原蛋白含量及左心室舒张末压、左心室梗死面积明显降低，左心室收缩压及左心室最大上升和下降速度均明显增高，能有效抑制急性心肌梗死大鼠的心室重构，保护心功能；人参果皂苷能改善心肌的收缩和舒张功能，缓解心肌梗死后的泵衰竭，同时能降低心肌耗氧量，有利于增加心肌供血。

Ⅲ. 降脂及抗动脉粥样硬化

对高血脂大鼠进行人参蛋白灌胃，结果显示人参蛋白能够明显降低高血脂模型大鼠血清总胆固醇及三酰甘油含量，有升高模型大鼠肝脏谷丙转氨酶、谷草转氨酶含量和降低碱性磷酸酶含量的作用，对高脂血症大鼠具有降血脂的作用，部分剂量可改善模型动物肝脏功能。

Ⅳ. 抗血小板聚集

人参皂苷 Rg2 能明显延长大鼠体内血栓的形成时间，抑制大鼠由 ADP 诱导的血小板聚集率，对体内血栓的形成有明显的预防作用，且能明显抑制血小板聚集；Rg1 也可明显抑制血小板聚集。

2. 黄芪

【性味归经】甘，微温。归肺、脾经。

【功效】补气升阳，固表止汗，利水消肿，行滞通痹，托毒排脓，敛疮生肌。

【主治】（1）脾气虚弱，中焦失运 本品为补脾益气良药，用治脾虚失运、纳呆食少、食后脘胀、倦怠乏力、面色萎黄者，单用即效。（2）中气下陷，脏器脱垂 黄芪既能补中益气，又可升阳举陷，用治气虚下陷所致的脱肛、子宫脱垂、胃下垂等脏器脱垂诸症最为相宜。（3）表虚自汗，阴虚盗汗 补脾益肺，则筋肉健、腠理固，为固表止汗的良药。常与固表止汗药同用治疗表虚自汗。（4）气血亏虚，脓成不溃，疮疡不敛 黄芪托疮生肌，为内托疮疡之圣药。（5）气虚血痹，肌肤麻木 气虚血行无力、气血闭阻、肌肤失养、则成肌肤麻木不仁之血痹。黄芪益气，配温里药可达温经行血利痹之效。（6）气虚血瘀，中风偏瘫，胸痹心痛 《本草逢原》中"黄芪，性虽温补，而能通调血脉"，为治疗气虚血滞引起的中风偏瘫、口眼㖞斜、胸痹心痛的要药。

【用法用量】9~30 g。补气升阳蜜炙用，其他多生用。

【注意事项】表实邪盛、内有积滞、阴虚阳亢、疮疡等阳证实证，均不宜用。

【现代研究应用】

（一）对心血管作用

Ⅰ. 保护缺血心肌

黄芪总皂苷、总黄酮和甲苷均能改善心肌缺血再灌注时心功能损伤。黄芪可降低线粒体氧自由基水平，减轻线粒体钙超载，从而改善模型缺血再灌注心肌的线粒体结构及功能，发挥心肌保护作用，很可能是通过线粒体 ATP 敏感性钾通道发挥作用。黄芪保护心肌缺血再灌注损伤的作用与其提高心肌的抗氧化能力、清除氧自由基、减轻细胞膜脂质过氧化状态和维持细胞膜的完整性相关。

Ⅱ. 抗心律失常

黄芪总黄酮能使大鼠室性期前收缩、室速明显减轻，其机制可能在于黄芪总黄酮可使心室肌的动作电位幅度降低，动作电位时程延长。

Ⅲ. 治疗心肌炎

其机制可能有以下方面。①膜稳定作用，增强抵抗能力；②直接的抗病毒物质和（或）诱导干扰素活性，从而杀灭部分病毒，减轻对心肌细胞的损害；③黄芪皂苷有部分改变血流动力学功能。

Ⅳ. 治疗心力衰竭

黄芪多糖的作用可能与其参与纠正心肌能量代谢紊乱有关。黄芪和卡托普利均能改善慢性心力衰竭大鼠心功能障碍，并以改善舒张功能为主，其机制可能与上调心肌 *SERCA2a* 基因表达有关。

Ⅴ. 调节血压

对自发性高血压大鼠，黄芪长期腹腔给药可控制其血压升高。急性静脉给药可以引起短时间内明显的血压下降。黄芪慢性腹腔注射给药可控制自发性高血压大鼠血压进一步升高和改善高血压过程中的左室肥厚。

（二）对血液系统作用

Ⅰ. 降血脂

黄芪具有调节小鼠血脂代谢及增强机体抗脂质过氧化的作用，可使血清 TC、TG、LDL-C 含量明显下降，SOD 活性增强，血清 LPO 含量明显下降。黄芪多糖能有效地降低健康人总胆固醇、载脂蛋白 B、低密度脂蛋白胆固醇的水平。

Ⅱ. 抑制血小板聚集

黄芪多糖能显著抑制血小板聚集，但其抑制作用并非呈剂量依赖性，而是在 300 mg/L 时达到最大抑制效应。

3. 刺五加

【性味归经】辛、微苦，温。归脾、肾经。

【功效】益气健脾，补肾安神。

【主治】脾肾阳虚　本品补脾胃以助运化，温肾助阳以暖脾土，兼有安神之功。可用于脾肾阳气不足之腰膝酸软、体重乏力、失眠多梦、食欲不振等症。

【用法用量】煎服，15～45 g。

【注意事项】本品虽有广泛和缓的补益作用，然其性温，阴虚内热之证应慎用之。

【现代研究应用】

Ⅰ. 对心脏的作用

刺五加苷对缺血再灌注心肌能产生预适应样保护作用——改善心功能，增加冠脉流量和抗心律失常。其对缺血再灌注心肌保护作用呈量－效关系。刺五加叶皂苷 B 对大鼠急性心肌梗死具有明显保护作用，可能与其增强抗氧化酶活性、减少自由基损伤、抑制炎症反应等机制有关；刺五加叶皂苷可使血压、左心室内压峰值、左心室内压最大上升和下降速率下降，呈现负性肌力作用，与维拉帕米的作用相似。

Ⅱ. 对血流动力学影响

用 4.48% 刺五加按 4.5 mL/kg 静脉推注时，对猫心肌收缩性的影响甚小，其主要作用为降低外周阻力，明显增加心排血量和冠脉流量，提高心脏指数，但不增加心肌耗氧量。刺五加可降低离体蛙心的收缩振幅，明显增加离体豚鼠心脏灌流时的冠脉流量，轻度减慢心率。静注刺五加抗哇巴因中毒时发生的室性心律失常优于苯妥英钠。

4. 绞股蓝

【性味归经】甘、微苦，寒。归肺、脾、心、肾经。

【功效】补气养阴，清肺化痰，养心安神。

【主治】（1）病后虚弱，气虚阴伤　本品补气益阴、滋补之效似人参，对于气虚乏力、四肢倦怠、阴伤口渴、抗病力弱等证可单用。（2）肺热痰稠，咳嗽喘息　本品对肺虚有热、咳喘痰稠者适宜，单味研末或与他药配伍使用均有效。（3）心悸失眠　本品对心气不足、心阴亏损，以及劳伤心脾、气血双亏之心悸失眠、健忘多梦、倦怠乏力，尤为适宜。（4）肾虚遗精　本品入肾经、补肾气，对肾虚失固、梦遗滑精者，可单用或与他药配伍使用。

【用法用量】煎服，5～15 g。研末冲服，每次2～3 g，每日3次。

【注意事项】虚寒证忌用。

【现代研究应用】

Ⅰ. 对心脏的作用

对于犬急性缺血心肌，绞股蓝总黄酮能明显抑制血清游离脂肪酸水平，降低乳酸含量，增加血清 SOD 水平。可能通过改善心肌供血、调节脂质过氧化反应、稳定细胞膜、保护内源性抗氧化酶活性而发挥抗心肌缺血作用；绞股蓝总皂苷可降低血清磷酸肌酸激酶、乳酸脱氢酶的活性，降低过氧化脂质含量，提高超氧化物歧化酶、谷胱甘肽过氧化物活性；绞股蓝皂苷还可显著拮抗大鼠急性心肌缺血所致心脏收缩功能的降低。

Ⅱ. 降压

绞股蓝总皂苷对正常血压大鼠和高血压大鼠均有一定的降压作用，且对高血压大鼠的降压作用更为显著。说明绞股蓝总皂苷有治疗高血压作用，且对正常血压的影响相对较小。

Ⅲ. 影响脂代谢

对于高脂血症大鼠，高剂量绞股蓝皂苷明显下调血清 TC 和 LDL-C 含量；高、中剂量则可使血清中 TG 水平显著降低；各剂量组均可明显升高 SOD 水平。低剂量组可显著下调 MDA 含量，具有对抗脂质过氧化的作用。

Ⅳ. 抗血小板聚集

绞股蓝抑制大鼠体内血栓形成，延长凝血时间、凝血酶原时间、部分凝血活酶时间；绞股蓝总苷对二磷酸腺苷诱导的大鼠血小板聚集功能有明显的抑制作用，作用呈剂量依赖性关系；实验中形成的血栓主要是血小板血栓，故绞股蓝总苷抗血栓的作用与其抑制血小板聚集黏附功能有关。

5. 淫羊藿

【性味归经】辛、甘，温。归肝、肾经。

【功效】温肾壮阳，强筋骨，祛风湿。

【主治】（1）肾阳不足，阳痿宫寒　本品甘温助阳，为温肾强阳起痿之良药。（2）肝肾不足，腰膝酸软　用治肝肾不足、腰膝痿软、筋骨痿弱等症。（3）风湿痹痛，肢体麻木 本品用治风湿痹痛、肢体拘挛麻木，有标本并治之功。（4）肝肾阴虚，头晕目眩 善补益精气、填补肾之真阳，用治妇女天癸已绝、阴阳两虚、月经不调、头晕目眩等症。

【用法用量】6～10 g，煎服，或浸酒、熬膏及入丸、散。

【注意事项】本品燥烈、伤阴助火，阴虚火旺者不宜用。

【现代研究应用】

Ⅰ. 改善心肌缺血

对于盐酸异丙肾上腺素诱导的大鼠心肌缺血模型，淫羊藿苷各剂量组均可有效对抗心电图 T 波和 J 点的变化，明显降低血清乳酸脱氢酶释放量和丙二醛含量，降低梗死面积；淫羊藿提取物可使大鼠离体心脏的心率降低、心肌收缩力降低、灌流量增加，并减少垂体后叶素所致心肌缺血的发生率，减少结扎冠状动脉所致心电图 J 点的偏移。

Ⅱ. 抗心力衰竭

心肌纤维化是心力衰竭的重要原因之一。实验表明，淫羊藿苷能较明显降低大鼠模型所致的左心指数的升高，减轻心肌细胞肥大、排列紊乱、胶原蛋白增多和间质纤维化，具有抗压力超负荷所致的心肌纤维化效应。

Ⅲ. 抗动脉粥样硬化

动物实验结果提示，淫羊藿苷可显著降低 TC、LDL，增加内皮细胞一氧化氮释放，减轻内皮功能异常，抑制血小板聚集和血栓形成，促进黏附因子和内皮素合成，并间接抑制炎症因子的生成和释放，抑制炎症反应瀑布效应，抑制单核细胞的浸润和免疫黏附，从而预防动脉粥样硬化的发生。

Ⅳ. 影响血液流变学

淫羊藿苷能明显增加缺血再灌注后大鼠离体心脏冠脉流量，减弱心肌收缩力，有效预防急性血瘀模型大鼠的全血黏度（高、中、低切变率）、血浆黏度、红细胞比容及纤维蛋白原含量的升高，对大鼠离体心脏缺血再灌注损伤有一定的保护作用，能改善急性血瘀模型大鼠的血液流变学。

Ⅴ. 抗血栓形成

淫羊藿苷可降低血小板活化，抑制动脉血栓形成。

Ⅵ. 延缓衰老

淫羊藿总黄酮能改善细胞核染色质浓缩及减少凋亡小体，明显提高小鼠肝脏总 SOD 的活性，减少肝组织过氧化脂质的形成，减少心、肝等组织的脂褐素形成，但对脑的脂褐素减少不明显。

6. 当归

【性味归经】甘、辛，温。归肝、心、脾经。

【功效】补血活血，调经止痛，润肠通便。

【主治】（1）心肝血虚 本品补血养血，为补血之圣药。可用治心肝血虚所致唇爪无华、头昏目眩等症。（2）月经不调，痛经经闭，胎产诸疾 凡血虚血滞、气血不和及冲任失调之月经不调、痛经、闭经等证，皆可使用。（3）跌仆损伤，风寒痹痛 本品常用于跌打损伤、瘀血肿痛及筋伤骨折等症，并常与其他活血化瘀、续筋接骨之品同用。（4）痈疽疮疡，咳喘短气 常用于治疗痈疽疮疡，以血虚气弱之痈疽不溃或溃后不敛用之为宜；治咳喘短气常与祛痰止咳平喘药同用。（5）肠燥便秘，痢疾 当归能补血益津以润肠通便，故血虚津亏之肠燥便秘经常选用。对痢疾腹痛、下痢脓血之症有"血行则便脓自愈"之效。

【用法用量】煎服，6~12 g。一般生用，为加强活血则酒炒用。通常补血用当归身，活血用当归尾，和血（补血活血）用全当归。

【注意事项】湿盛肿满、大便泄泻者不宜服。

【现代研究应用】

Ⅰ. 保护缺氧、梗死心肌

当归提取物腹腔注射，能缩小大鼠心肌梗死范围，减少心肌细胞内肌酸激酶和乳酸脱氢酶的释放，增强心肌凋亡相关蛋白 Bcl-2 的表达，减少 Bax 表达，使 Bax/Bcl-2 比值下降，从而抑制梗死区的心肌细胞凋亡，改善左心室功能，减轻心室重构，对大鼠急性心肌梗死有明显的保护作用；对于乳鼠心肌细胞制备的心肌缺氧模型，当归水提取物对缺氧心肌具有抗氧化作用，对缺氧心肌细胞有一定的保护作用。

Ⅱ. 抗心律失常

当归对大鼠心律失常具有保护作用，当归注射液 0.6 g/kg 给大鼠腹腔注射，能使室性期前收缩发生率和心律失常总发生率明显减少；当归中性油对实验性心肌缺血有明显的保护作用；乙醚抽出物有奎尼丁样作用；当归醇提物对哇巴因中毒引起的室颤有明显效果，能使室颤出现推迟。

Ⅲ. 降低血小板聚集，抗血栓

当归可降低血管内皮细胞 PAI-1 mRNA 表达、抗原水平与活性，可能通过抑制血管内皮细胞 PAI-1 表达和活性而发挥其抗血栓形成的作用。

Ⅳ. 降脂及对动脉硬化的影响

动物实验结果显示，当归能够显著降低血清中 TC 和 LDL-C 的浓度，其效果与非诺贝特相当；当归及其有效成分的抗氧化和自由基清除作用对血管壁来说，具有保护内膜不受损伤的作用，可使脂质在动脉壁的进入和移出保持正常的动态平衡，且能阻止血小板黏附和聚于血管壁上；其降胆固醇作用可抑制脂质沉积于血管壁；其抗血小板功能作用又可阻止附壁血栓形成。

7. 熟地黄

【性味归经】甘，微温。归肝、肾经。

【功效】补血滋阴，益精填髓。

【主治】（1）肾阴亏虚，腰膝酸软，遗精盗汗　本品为治肾阴亏虚之要药。可用治肾阴亏虚、虚火偏亢所致腰膝酸软、头晕目眩、耳聋耳鸣等症。（2）精亏髓少，头晕目眩，须发早白　本品入肝肾二经，可补血滋阴、生精填髓，用治肝肾不足、精血亏虚诸证。（3）肾虚喘咳　肾主纳气，熟地黄滋阴补肾可用治肾虚喘咳。（4）消渴　本品甘温入肾、滋阴力强，可用治津亏消渴等证，尤宜下消。（5）目睛涩痛等症　肝开窍于目，本品能滋肝阴以濡养目窍，用治阴虚精亏及目精失养所致眼目昏花、视物不清、目睛涩痛等症。

【用法用量】煎服，5~9 g。入丸、散、膏剂适量。

【注意事项】本品甘润黏腻，能助湿滞气，妨碍消化，凡气滞痰多、脘腹胀痛、食少便溏者禁用。

【现代研究应用】

Ⅰ. 保护心肌

梓醇是地黄中起主要药理作用的单体，研究发现，中剂量和大剂量梓醇可以使心肌坏死面积明显减少、炎性细胞浸润程度明显减轻，梓醇对异丙肾上腺素诱导的心肌损伤的保护作用可能通过抑制炎症反应实现。

Ⅱ. 对血液系统的影响

熟地黄在抗血小板聚集、增强纤维蛋白溶解活性方面具有活性作用，地黄水提物有显著降低大鼠血小板聚集性作用，减少血栓的形成。急性血瘀证大鼠的实验研究中发现，熟地黄水提物通过降低红细胞压积和红细胞沉积，缩短血小板聚集时间，延长凝血酶时间和降低纤维蛋白原含量，改善急性血瘀症大鼠的血液流变性和凝血功能。

8. 何首乌

【性味归经】苦、甘、涩，微温。归肝、心、肾经。

【功效】生首乌解毒，消痈，截疟，润肠通便；制首乌补肝肾，益精血，乌须发，强筋骨。

【主治】（1）精血亏虚，须发早白　制首乌为滋补良药。可用治肝肾不足及精血亏虚所致头晕眼花、须发早白等早衰诸症。（2）遗精，崩带　本品可用治妇女因肝肾亏虚所致月经不调、崩漏、带下，男子遗精滑精等证。（3）久疟体虚，肠燥便秘　生首乌既能解毒截疟，又略兼补益，常用治久疟不止之证；亦可用于老年体弱、久病、产后及血虚津亏之肠燥便秘。（4）疮痈肿毒，瘰疬流注　生首乌善解毒，常用治疮痈肿毒等症，多与清热解毒、燥湿祛风之品同用。治瘰疬流注、缠绵不愈、阴血亏虚之证，单用及配伍使用均可奏效。

【用法用量】煎服，生首乌 3 ~ 6 g，制首乌 6 ~ 12 g。截疟、润肠、解毒宜用生首乌，补益精血宜用制首乌。

【注意事项】大便溏泻者不宜；制首乌滋补兼收敛，湿痰重者不宜。

【现代研究应用】

Ⅰ．抗心肌缺血

何首乌提取物可对抗因心肌缺血造成的氧化性损伤，且何首乌提取物能通过增强机体的抗氧化能力，而改善心肌缺血损伤。何首乌提取物对体外培养的内皮细胞具有提高其抗氧化能力的作用，主要过程是通过降低其脂质过氧化作用，提高清除氧自由基的能力和提高具有保护作用的一氧化氮来提高细胞的抗氧化能力，达到对内皮细胞的保护作用。

Ⅱ．调脂和抗动脉粥样硬化

二苯乙烯苷能降低活体动物动脉血流中血小板聚集能力，抑制血栓形成。实验发现二苯乙烯苷组实验动物的全血黏度、血浆黏度、红细胞比容明显下降，说明二苯乙烯苷有改善血液流变学的作用。何首乌总苷可以明显降低 ApoE⁻∕⁻ 小鼠的血浆 TC、TG 水平，升高 HDL-C 水平，具有改善脂质代谢的作用。对于血脂水平的干预，二苯乙烯苷可能是通过抑制细胞内胆固醇的合成及升高低密度脂蛋白受体的表达而起到降血脂作用。

9. 麦冬

【性味归经】甘、微苦，微寒。归肺、胃、心经。

【功效】养阴生津，益肺清心。

【主治】（1）肺阴虚证 本品善清热养阴、润肺止咳，可配伍用于阴虚肺燥所致的干咳痰黏、劳嗽咯血、鼻衄、咽痛暗哑等。（2）胃阴虚证 长于滋胃阴、生津止渴，兼清胃热，可用于胃阴虚有热之呕逆、烦渴、便秘等症。（3）心阴虚证 可用于心烦失眠、惊悸健忘等心阴虚所致之症，以及心移热于小肠之小便不利和阴伤消渴之饮一溲一。

【用法用量】6～12 g。作为煎剂服用；或入丸、散、饮剂。

【注意事项】凡脾虚便溏、肺胃有痰饮湿浊及初感风寒咳嗽者忌服。

【现代研究应用】

Ⅰ. 对缺血心肌的保护

常压耐缺氧实验初步说明麦冬水提物分子量 1 万以下的组分可显著性的降低 CK、LDH 活力，以及有效的抑制 MDA 增加，能显著提高小鼠常压耐缺氧条件下的存活时间。其对缺血心肌损伤的保护作用，可能与其减轻氧自由基对心肌膜脂质过氧化损伤有关。不同剂量的麦冬多糖可以增加离体心脏缺血再灌注后的冠脉流量，较快恢复心脏收缩幅度，抑制由缺血再灌注引起的心率加快，具有拮抗豚鼠离体心脏缺血再灌注损伤的作用。

Ⅱ. 抗实验性心律失常

麦冬能迅速使氯化钡所致大鼠的双向心动过速的心律失常转为正常窦性心律，效果迅速短暂，在预防乌头碱引起麻醉大鼠心律失常的试验中也发现麦冬对防止心律失常发生有一定的效果。

Ⅲ. 改善心肌收缩力

麦冬皂苷能明显增强离体蟾蜍心脏的心肌收缩力及增加心排出量，麦冬总皂苷及总氨基酸小剂量均可使心肌收缩力增强、冠脉流量增加，大剂量则抑制心肌、减少冠脉流量，但二者对心率无影响。

Ⅳ. 保护血管内皮

麦冬正丁醇提取物可拮抗过氧化氢所致血管内皮细胞一氧化氮水平的升高和前列环素水平的降低，从而保护血管内皮细胞损伤。

Ⅴ. 抗血栓

动物实验表明，麦冬根部水提物能显著缩短大鼠尾部血栓持续时间，并有效抑制动静脉分流诱发的血栓。

10. 五味子

【性味归经】酸、甘，温。归肺、心、肾经。

【功效】收敛固涩，益气生津，补肾宁心。

【主治】（1）久咳虚喘　五味子上可敛肺气，下能滋肾阴，常用于肺虚咳嗽及肺肾两虚之喘咳。（2）津伤口渴，阴虚消渴；自汗，盗汗；遗精，滑精；久泻不止。（3）心悸，失眠，多梦　本品收敛心气，滋补肾阴，又可宁心安神。可用治阴血亏损、心神失养，或心肾不交之心悸、失眠、多梦。

【用法用量】煎汤，3~6g；研末服，每次1~3g。

【注意事项】表邪未解、内有实热，咳嗽初起，均不宜用。

【现代研究应用】

药理作用：动物实验研究发现，五味子能提高心肌细胞、心脏小动脉和肾脏小动脉的ATP活性，加强和调节心肌细胞及心脏、肾小动脉的能量代谢，改善心肌的营养和功能等作用；异型南五味子丁素、五味子酚在离体水平可不同程度地抑制腺苷二磷酸和血小板活化因子诱导的血小板聚集。

二、治疗动脉粥样硬化的方剂

（一）补气剂

炙甘草汤——《伤寒论》

【组成】炙甘草12g，生姜9g，桂枝9g，人参6g，生地黄50g，阿胶6g，麦门冬10g，麻仁10g，大枣10枚。

【用法】取清酒七升，水八升，先煮除阿胶外的八味药，然后取三升，去滓，将阿胶烊化，温服一升，每日服两次。现代用法：水煎服，阿胶烊化，冲服，每日两次。

【功能】益气滋阴，补血复脉。

【主治】（1）气虚血弱，心脉失养证　心动悸，体羸少气，舌光色淡少苔，脉结代。（2）虚劳肺痿　干咳无痰，或咳痰量少；形瘦气短，虚烦眠差，自汗或盗汗，咽干口燥，大便干结，或时时虚热，脉虚数。（3）现代用法　可用于治疗气血虚弱型的动脉粥样硬化，症见心悸、心痛、胸闷气短、汗出、舌淡苔薄、脉结代。

【配伍方解】该方为《伤寒论》中治疗心悸动、脉结代之名方。其证总由伤寒汗、吐、下或失血后，或杂病阴血不足、阳气不振所致。阴血不足，血脉不能充盈，而阳气不振，无力鼓动血脉，脉气不相接续，故脉结代；阴血不足，心失所养，或心阳虚弱，不能温养心脉，故心悸动。因而治宜益气滋阴，补血复脉。方中重用生地黄滋阴养血、通血脉而益肾气为君，配伍炙甘草、人参、大枣益心气、补脾气，以资气血生化之源；阿胶补血之阴，以导血脉；麦门冬生津润燥，麻仁润经而益血，共为臣药。佐以桂枝、生姜通达卫阳，宣通瘀滞；诸厚味滋腻之品得生姜、桂枝则滋而不腻。用法中加清酒煎服，以清酒辛热，可温通血脉，以行药力，是为使药。正如唐容川所言："合观此方，生血之源，导血之流，真补血之第一方。"

【现代研究应用】有学者将 90 例冠状动脉粥样硬化性心脏病心律失常患者随机分为观察组和对照组，对照组只用美托洛尔进行治疗，观察组用美托洛尔加炙甘草汤联合治疗，治疗 4 周。结果显示，观察组总有效率为 91.11%，对照组总有效率为 82.22%，可见炙甘草汤联合美托洛尔治疗冠心病心律失常有明显的疗效。

（二）补血方

1. 桃红四物汤——《医宗金鉴》

【组成】熟地黄 9 g，川芎 9 g，白芍 9 g，当归 9 g，桃仁 9 g，红花 6 g。

【用法】水煎服，每日三次。

【功能】养血，活血，逐瘀。

【主治】（1）血虚兼血瘀证　胸腹疼痛，心悸怔忡，妇女月经不调，由血虚血瘀所致者。（2）现代用法　可用于治疗血瘀型的动脉粥样硬化。症见心悸、心胸刺痛、舌质黯或有青紫斑点、脉细涩或结代。

【配伍方解】本方治证由营血亏虚，血行不畅，化瘀所致。血虚则血脉无以充盈，血行不畅易致血瘀，可见脐腹疼痛，甚或癥块硬结；脉细涩或细弦为营血亏虚、血行不畅之象。治宜以补养营血、活血化瘀为主。方中桃仁、红花活血行气，故为君药。熟地黄甘温味厚质润，入肝、肾经，长于滋养阴血、补肾填精，为补血要药；当归甘辛温，归肝、心、脾经，为补血良药，兼具活血作用，且为养血调经要药，二者共为臣药。白芍养血益阴，川芎活血行气共为佐药。本方既可滋阴养血，又可活血祛瘀，是调理血瘀证的基础方之一。

【现代研究应用】用高脂饮食及动脉内膜损伤的方法建立大鼠动脉粥样硬化模型，随机分为正常组、模型组及桃红四物汤低浓度组、中浓度组、高浓度组。造模 8 周后，结果显示，模型组大鼠血脂水平明显升高，左后肢血流灌注量明显下降，动脉管腔不规则狭窄，血管壁超微结构被破坏，大鼠血清炎症因子水平明显升高，而桃红四物汤高浓度组和中浓度组上述各项指标与模型组相比均有明显改善。

2. 当归补血汤——《内外伤辨惑论》

【组成】黄芪30 g，当归6 g。

【用法】加水二盏，煎至一盏，去滓，空腹温服。

【功能】补气生血。

【主治】（1）血虚阳浮发热证 肌热面赤、烦渴欲饮、脉洪大而虚，以及妇人经行、产后血虚发热头痛，或疮疡后久不愈合者。（2）现代用法可用于治疗气血虚弱型的动脉粥样硬化。症见心悸怔忡、胸闷气短、头晕眼花、面色淡白或萎黄、舌质淡、脉细缓。

【配伍方解】本方治证为劳倦内伤、气弱血虚、阳浮外越所致。血虚气弱，阴阳不调，故肌热面赤、烦渴欲饮、烦躁、渴喜热饮；脉洪大而虚、重按无力，是气血虚弱、阳气浮越之象，治宜补气生血。大失血后，有形之血不能速生，急当固护无形之气。因而方中重用黄芪，以大补肺脾之气，以资化源，使气旺血生，为君药。当归益血和营。二药合用以达阳生阴长，气旺血生，而虚热自退之功。

【现代研究应用】有学者将新西兰兔运用免疫损伤结合高脂饮食法得到动脉粥样硬化模型，给模型组动物等量蒸馏水灌胃，辛伐他汀组灌胃辛伐他汀水悬液1.7 mg/kg，当归补血汤高、中、低剂量组分别灌胃当归补血汤6 g/kg、3 g/kg、1.5 g/kg，每日1次，喂养2周后，取动物血检测血管内皮生长因子和基质细胞衍生因子 - 1水平，培养并鉴定兔外周血内皮祖细胞，MTT法检测增殖能力，黏附实验检测黏附能力，Transwell小室检测迁移能力，体外血管生成试剂盒检测形成小管能力。结果显示：与模型组比较，辛伐他汀组及当归补血汤高、中剂量组家兔血清血管内皮生长因子和基质细胞衍生因子 - 1水平增高，且内皮祖细胞的增殖、黏附、迁移和形成小管能力均增强。说明当归补血汤可能通过提高循环血管内皮生长因子和基质细胞衍生因子 - 1水平来促进动脉粥样硬化内皮祖细胞的活性，改善动脉粥样硬化。

3. 归脾汤——《正体类要》

【组成】白术、当归、白茯苓、炒黄芪、远志、龙眼肉、炒酸枣仁各3 g，人参3 g，木香1.5 g，炙甘草1 g。

【用法】加水一盏半，加生姜五片，大枣一枚，水煎服，温服。

【功能】益气补血，健脾养心。

【主治】（1）心脾气血两虚证 心悸怔忡，健忘不眠，盗汗虚热，体倦食少，面色萎黄，舌质淡，苔薄白，脉细缓。（2）脾不统血证 便血，妇女崩漏，月经超前，量多色淡或淋漓不止、带下，舌质淡，脉细弱。（3）现代用法 可用于治疗气血虚弱型的动脉粥样硬化。症见心悸怔忡、胸闷气短、盗汗虚热、面色淡白或萎黄、体倦食少、舌质淡、脉细缓。

【配伍方解】心藏神而主血，脾主思而统血，思虑过度，脾气亏虚则体倦、面色萎黄、食少；心血不足而不能滋养心神则见惊悸、怔忡、不寐、健忘、盗汗；面色萎黄、舌质淡，苔薄白，脉细缓均为气血不足的表现。以上虽然为心脾两虚之证，但是以脾虚为主，气血亏虚为次。脾胃为后天之本，气血生化之源。故本方以参、芪、术、草等甘温之品补脾益气以生血，使气血旺而血生；当归、龙眼肉、酸枣仁甘温补血养心；茯苓（多用茯神）、远志宁心安神；木香辛且散、理气舒脾，与大量益气健脾药配伍，调和脾胃，以资化源。全方共奏益气补血、健脾养心之功，为治疗思虑过度、劳伤心脾、气血两虚之良方。本方不仅能够滋养心阴，而且还能温养脾阳，使子壮母益。

【现代研究应用】有临床研究观察归脾汤加减对脑动脉粥样硬化性眩晕的作用，将就诊的患者，随机分为对照组和治疗组，对照组给予常规治疗，治疗组在对照组的基础上加服归脾汤加减进行治疗，14天后观察。结果显示，治疗组总有效率及眩晕症状改善程度均优于对照组，提示归脾汤加减能够有效地治疗脑动脉粥样硬化性眩晕。

（三）滋阴方

六味地黄丸——《小儿药证直诀》

【组成】熟地黄24 g，山萸肉、干山药各12 g，泽泻、牡丹皮、去皮茯苓各9 g。

【用法】将以上诸药研为粉末，制成梧桐子大小的蜜丸。每次空腹用温水服三丸。现代用法：水煎服。

【功能】滋补肝肾。

【主治】（1）肝肾阴虚证 腰膝酸软，头晕目眩，耳鸣耳聋，盗汗遗精，以及小儿囟门不合，骨蒸潮热，手足心热，口燥咽干，牙齿动摇，足跟作痛，小便淋沥，消渴，舌红少苔，脉沉细数。（2）现代用法 可用于治疗肾阴虚型的动脉粥样硬化。症见心悸、气短、耳鸣、身体水肿、畏寒肢凉、舌质淡胖、苔白滑、脉沉迟无力。

【配伍方解】本方治证为肾虚不能制火。肾为先天之本，肝为藏血之脏，精血互相转化，肝肾阴血不足又常常相互影响。腰为肾之府，膝为筋之府，肾主骨生髓，齿为骨之余，肾阴不足则骨髓不充，故腰膝酸软无力、牙齿动摇、小儿囟门不合；脑为髓海，肾阴不足，不能生髓；肝血不足，不能上荣头目，故头晕目眩；肾开窍于耳，肾阴不足，精不上承，或虚热生内热，甚者虚火上炎，故骨蒸潮热、消渴、盗汗、小便淋沥、舌红少苔、脉沉细数。治宜以滋补肝肾为主，适当配伍清虚热、泄湿浊之品。方中重用熟地黄滋阴补肾、填精益髓，为君药。山茱萸补养肝肾；山药补益脾阴，亦能固肾，二者共为臣药。三药配合，肾、肝、脾三阴并补，是为"三补"，但熟地黄用量是山萸肉与山药之和，故仍以补肾为主。泽泻利湿而泄肾浊，并能减熟地黄之滋腻；茯苓淡渗脾中湿热、交通心肾，与山药共助脾之健运，与泽泻共泄肾浊，助真阴得复其位；丹皮清泄虚热，并制山萸肉之温涩。三药称为"三泻"，均为佐药。六味合用，三补三泻，以补为主；肝、脾、肾三阴并补，以补肾阴为主，是本方的配伍特点。

【现代研究应用】研究证明，六味地黄丸能改善肾脏的浓缩与重吸收功能，调节免疫功能，并对实验性小鼠有显著的降血脂、抗氧化作用。临床研究也证实六味地黄丸能够改善患者的动脉粥样硬化。

（四）温里方

1. 四逆汤——《伤寒论》

【组成】附子 9 g，生用、去皮、破八片，甘草 9 g，炙干姜 9 g。

【用法】上三味，加水三升，煮取一升，去滓，温服。身体强壮的人可用大附子一枚，干姜一片。现代用法：水煎服。

【功能】回阳救逆。

【主治】（1）心肾阳衰寒厥证　四肢厥逆，恶寒蜷卧，面色苍白，呕吐不渴，腹痛下利，神衰欲寐，舌苔白滑，脉微细。（2）现代用法　可用于治疗心肾阳虚型的动脉粥样硬化。症见心悸怔忡、胸闷气短、畏寒肢冷、肢体水肿、腰膝酸冷、舌淡紫、苔白滑、脉弱。

【配伍方解】本方用于心肾阳衰、阴寒内盛所致心肾阳衰寒厥证。四肢，诸阳之本。阳气不足、阴寒加之、阳气不相顺接，是致手足不温而成四逆。恶寒蜷卧，不能鼓动血行，故脉微细。《素问·生气通天论》曰："阳气者，精则养神，柔则养筋。"患者心阳衰微、神失所养，则神衰欲寐；肾阳衰微，不能暖脾，升降失调，则腹痛吐利。应用纯阳大辛大热之品去除阴寒，助阳回气，以救厥逆。故方中以大辛大热生附子为君药。附子纯阳之品，为补益先天命门真火之第一要药，入心、脾、肾经，温壮元阳，破散阴寒，回阳救逆。生用则能迅达内外以温阳逐寒。臣药用辛热之干姜，入心、脾、肺经，助阳除寒、通脉，助附子生发阳气。附子与干姜同用，先天、后天相互滋养，相须为用，增强温里回阳之力。炙甘草益气温中，既能解毒又能缓附子、干姜之辛热，是为佐药兼使药。

【现代研究应用】研究发现，四逆汤可明显缩小主动脉内膜脂质斑块面积，降低血清中 TC、TG、ApoB 及血浆内皮素和丙二醛浓度，提高血清一氧化氮水平、载脂蛋白 A 含量及血浆超氧化物歧化酶活性，对动脉粥样硬化的形成具有一定的抑制作用。

2. 柴胡加龙骨牡蛎汤——《伤寒论》

【组成】柴胡 12 g，半夏 6 g，黄芩 4.5 g，龙骨 4.5 g，人参 4.5 g，大黄 6 g，牡蛎 4.5 g，茯苓 4.5 g，铅丹 4.5 g，桂枝 4.5 g，生姜 4.5 g，大枣二枚。

【用法】除大黄外，水八升，煮取四升，加入大黄切成棋子大小，去渣，温服。

【功能】疏肝泄热，镇静安神。

【主治】（1）主伤寒往来寒热、胸胁苦满、烦躁惊狂、谵语、身重难以转侧，现用于癫痫、胸满烦惊为主证者。（2）现代用法 可用于治疗肝经湿热型的动脉粥样硬化。症见心悸、胸满烦惊、胁肋胀痛、失眠多梦、口苦口干、舌红、苔黄腻、脉弦滑数。

【配伍方解】肝经湿热，热壅于胸腹，故寒热往来、胸胁苦满；热饮入于膈，扰乱心神，故烦躁惊狂、谵语；湿热壅滞三焦，则荣卫不行，水无去路，则外渗肌体，故身重难以转侧。因而方中重用柴胡、桂枝、黄芩和里解外，以治寒热往来、身重；龙骨、牡蛎、铅丹重镇安神，以治烦躁惊狂；半夏、生姜和胃降逆；大黄泻里热，和胃气；茯苓安心神，利小便；人参、大枣益气养营，扶正祛邪。共成和解清热、镇惊安神之功。

【现代研究应用】柴胡加龙骨牡蛎汤可降低高脂饮食小鼠主动脉中的胆固醇、三酰甘油和磷脂含量，Ca^{2+}、Mg^{2+}、P^{5+} 沉淀量及胶原量均明显降低；同时柴胡加龙骨牡蛎汤具有抗氧化作用，且其对于表现为动脉粥样硬化合并非胰岛素依赖型糖尿病者，有改善作用。除此之外，还有抗凝、抗应激作用。

（五）气血（阴）双补方

1. 人参养荣汤——《太平惠民和剂局方》

【组成】白芍 90 g，当归 30 g，陈皮 30 g，黄芪 30 g，桂心 30 g，人参 30 g，白术 30 g，炙甘草 30 g，炙熟地黄 20 g，五味子 20 g，茯苓 20 g，远志 15 g。

【用法】加水一盏半，生姜三片，枣二枚，去渣，温服。

【功能】益气补血，养心安神。

【主治】（1）劳积虚损，呼吸少气，行动喘息，心虚惊悸，咽干等。（2）现代用法　可用于治疗气血虚弱型的动脉粥样硬化。症见心悸怔忡、胸闷气短、头晕眼花、失眠多梦、面色淡白、舌质淡、脉细缓。

【配伍方解】人参、黄芪、白术、茯苓、甘草、陈皮，皆补气之药也，阴者五脏之所主，故用当归泽脾、芍药调肝、熟地滋肾、五味子益肺、远志宁心，五脏和而阴血自生矣。桂枝辛热，热入心而益火，辛者入经而利血。

【现代研究应用】人参养荣汤可平缓降低三酰甘油，增加 HDL-C，降低动脉硬化指数。且应用人参养荣汤可抑制普罗布考引起的 HDL-C 降低及脂蛋白 a 增加，给予人参养荣汤后可改善血清脂质。可预防 HDL-C 降低，改善动脉硬化指数。

2. 生脉散——《医学启源》

【组成】人参 9 g，麦门冬 9 g，五味子 6 g。

【用法】水煎服。现代用法：水煎服。

【功能】益气生津，敛阴止汗。

【主治】（1）暑热多汗，耗气伤阴证　汗多神疲，体倦乏力，气短懒言，咽干口渴，舌干红少苔，脉虚数。（2）久咳肺虚，气阴两伤证　干咳少痰，短气自汗，口干舌燥，脉虚细。（3）现代用法　可用于治疗气阴两虚型的动脉粥样硬化。症见心悸、胸闷气短、汗多神疲、体倦乏力、咽干、口渴欲饮、小便短少而黄、舌质红、脉细数无力。

【配伍方解】本方对应之证为暑湿热之邪耗气伤阴，或久咳伤肺、气阴两虚之证。人体感受温暑之邪，耗气伤津，以致气阴两伤之证。湿热犯肺，津液外泄，故汗多；肺伤则气伤，故气短懒言、神疲乏力；热伤元气，气伤则不能生津，则咽干口渴。舌干红少苔，脉虚数或虚细，乃气阴两伤之象。治宜益气养阴生津。方中人参甘温，益元气，大补肺气，为君药。麦门冬养阴清热、润肺滋水、清心泄热，为臣药。人参与麦冬合用，得益气养阴之功。五味子酸温，敛肺生津，为佐药。三药合用，一补一润一敛，清心补肺，气充则脉复，故曰生脉散。

【现代研究应用】许多学者的研究证明，生脉散对家兔主动脉内膜动脉粥样硬化斑块形成有影响，对斑块中内膜增生、结缔组织生成和脂质沉积均有明显的抑制作用，能增加大鼠肝细胞功能，抑制体外血栓，对纤溶功能有一定的促进作用。

（六）祛痰方

1. 二陈汤——《太平惠民和剂局方》

【组成】半夏15 g，橘红15 g，白茯苓9 g，炙甘草4.5 g。

【用法】现代用法：加生姜7片，乌梅1个，水煎温服。

【功能】燥湿化痰，理气和中。

【主治】（1）湿痰证　咳嗽痰多、色白易咳、恶心呕吐、胸膈痞闷、肢体困重，或头眩心悸、舌苔白滑或腻、脉滑。（2）现代用法　可用于治疗痰湿阻滞型的动脉粥样硬化。症见心悸、胸闷气短、头晕目眩、身体困重、舌苔白滑、脉弦或滑。

【配伍方解】本方证治为脾失健运，湿邪无以运化，聚而成痰之湿证。湿痰为病，致肺失宣降，则咳嗽痰多；使胃失和降，恶心呕吐；阻于胸膈、气机不畅，则痞闷不舒；在四肢肌肉，则肢体困重；痰浊凌心，则为心悸。治宜燥湿化痰，理气和中。方中半夏辛温性燥、燥湿化痰、和胃降逆，为君药。橘红为臣，既可理气行滞，又能燥湿化痰。君臣相配，既增强燥湿化痰之功，又防止半夏过燥之功。佐以茯苓健脾渗湿，脾为生痰之源，渗湿以化痰。生姜不仅能制半夏之毒，而且又能助半夏化痰降逆、和胃止呕之功；乌梅敛肺止咳、生津止渴，与半夏、橘红相伍，防止燥而伤正，均为佐药。甘草为佐使，健脾和中，调和诸药。综合本方，结构严谨，散收相合，标本兼顾，燥湿理气祛已生之痰，健脾渗湿杜生痰之源，以达燥湿化痰、理气和中之功。

【现代研究应用】研究表明，二陈汤通过阻断Rho/Rho激酶传导途径，对自发性高血压合并动脉粥样硬化大鼠的心脏重构有良好的干预作用；对大鼠非酒精性脂肪肝有改善作用，且对脂肪肝大鼠肝细胞微粒体蛋白具有明显升高作用；降血脂、降血清胆固醇疗效尤其突出。

2. 枳实薤白桂枝汤——《金匮要略》

【组成】枳实 12 g，厚朴 12 g，薤白 9 g，桂枝 6 g，瓜蒌 24 g。

【用法】以上五味，加水五升，先煮枳实、厚朴，取三升，去滓，加入余下各药，煮沸，温服。现代用法：水煎服。

【功能】通阳散结，祛痰下气。

【主治】（1）胸阳不振痰气互结之胸痹　胸满而痛，甚或胸痛彻背；喘息咳唾，短气，气从胁下冲逆，上攻心胸，舌苔白腻，脉沉弦或紧。（2）现代用法　可用于治疗痰气互结型的动脉粥样硬化。症见心悸、胸闷气短、头晕目眩、身体困重、咳嗽多痰、或神昏、舌苔腻、脉滑。

【配伍方解】本方证治为胸阳不振、痰湿中阻、气结于胸所致之胸痹。胸阳不振，水液不行，聚而为痰，痰阻气机，结于胸中，则胸满而痛，甚则胸痛彻背；痰湿阻滞，肺失宣降，故见咳唾喘息、短气；胸阳不振，痰湿水气动而上逆，故有气逆上攻于胸之候。治当通阳散结、祛痰下气。方中瓜蒌涤痰散结，散通心胸之痹；薤白辛温，通阳散结，化痰散寒，能散胸中凝滞之阴寒、温阳以宽胸，乃治疗胸痹之要药，二者共为君药。枳实破气消积，化痰除痞；厚朴燥湿温中，行气消积，二者同用，共助君药宽胸散结、下气除满、通阳化痰之效，共为臣药。以桂枝通阳散寒，助阳化气为佐药。诸药配伍，以达振胸阳、降痰浊、祛阴寒、通气机之功，是为通阳散结、祛痰下气之良方。

【现代研究应用】现代研究表明，在西医常规治疗动脉粥样硬化的基础上加用枳实薤白桂枝汤比单纯西药治疗效果显著；基础研究表明，枳实薤白桂枝汤可显著减小动脉粥样硬化斑块面积，降低急性心脑血管事件的风险。

3. 瓜蒌薤白半夏汤——《金匮要略》

【组成】瓜蒌实 12 g，薤白 9 g，半夏 12 g，白酒适量。

【用法】上四味药一同煮，取四升，温服一升，每日服两剂。

【功能】通阳散结，祛痰宽胸。

【主治】（1）胸痹而痰浊较甚，胸中满痛彻背，不得卧者。（2）现代用法　可用于治疗痰气互结型的动脉粥样硬化。症见心悸、胸中满痛彻背不得卧、头晕目眩、身体困重、咳嗽多痰、舌苔腻、脉滑。

【配伍方解】本方证治为偏于痰浊壅盛痹滞胸阳而出现心痛彻背、喘息不得卧之胸痹。胸中以阳气为用，阳气盛则气行通畅，呼吸规律，津液输布，润养无壅。痹则虚而不充，气滞而喘，痰湿壅阻于肺，故喘而咳痰。方中以瓜蒌涤痰散结，散通心胸之痹为君药；薤白辛温，通阳散结，化痰散寒，能散胸中凝滞之阴寒、温阳以宽胸；半夏燥湿化痰，消痞散结，二者共为臣药；白酒以通行荣卫为佐药。其意谓胸中之阳气布，则燥自润，痰自开，诸症悉愈也。

【现代研究应用】豚鼠离体心脏灌流试验表明，瓜蒌薤白半夏汤能增加冠脉流量，保护心肌缺血，抗心律失常，抗凝血。可降低动脉粥样硬化病变动脉壁硫酸软骨素蛋白聚糖、硫酸皮肤素蛋白聚糖含量，从而减轻动脉粥样硬化病变。

4. 半夏白术天麻汤——《医学心悟》

【组成】半夏 9 g，天麻 6 g，茯苓 6 g，橘红 6 g，白术 18 g，甘草 3 g。

【用法】加生姜一片，大枣二枚，水煎服。现代用法：加生姜 1 片，大枣 2 枚，水煎服。

【功能】化痰息风，健脾祛湿。

【主治】（1）风痰上扰证　头痛，眩晕，胸膈痞闷，恶心呕吐，舌苔白腻，脉弦滑。（2）现代用法　可用于治疗风痰上扰型的动脉粥样硬化。症见心悸、头晕目眩、身体困重，或神昏而喉中痰鸣、胸膈痞闷、恶心呕吐、舌苔白腻、脉弦滑。

【配伍方解】本方证治为脾湿生痰、湿痰壅遏、引动肝风、风痰上扰清窍。脾为生痰之源。风痰上扰，蒙蔽清阳，故头痛、眩晕；痰阻气滞，升降失司，阻滞胸膈，故胸膈痞闷、恶心呕吐。治当化痰息风，健脾祛湿。方中半夏燥湿化痰，降逆止呕；天麻息风止痉，祛风通络，二药为治风痰眩晕头痛之要药，为君药。以白术、茯苓健脾、利水渗湿，为臣药；橘红理气化痰为佐药；甘草和中调药，为使药；煎加姜、枣调和脾胃，生姜兼制半夏之毒。诸药合用共达化痰息风、健脾祛湿之功。

【现代研究应用】半夏白术天麻汤可改善动脉硬化指数、颈动脉内膜中层厚度使斑块体积缩小，平均血流速度增加，搏动指数降低，从而发挥其抗动脉粥样硬化的作用。

（七）祛湿利水方

1. 茵陈五苓散——《金匮要略》

【组成】茵陈 7.5 g，泽泻 15 g，茯苓 9 g，猪苓 9 g，白术 9 g，桂枝 6 g。

【用法】以上诸药磨为粉，水冲服，每日三次。

【功能】利湿退黄。

【主治】（1）湿热之黄疸病，湿重于热，小便不利者。（2）现代用法可用于治疗湿热内盛型的动脉粥样硬化。症见心悸、面目发黄、身体水肿、小便短黄、发热口渴、舌红苔黄腻、脉滑数。

【配伍方解】本方证为湿热内盛，膀胱气化不利，泛溢肌肤。方中重用茵陈利湿退黄、清热解毒，为君药；泽泻甘淡、利水渗湿，茯苓、猪苓淡渗利湿，共为臣药；白术、茯苓健脾以运化水湿，为佐药。方中又佐以桂枝温阳化气以助利水，解表散邪以祛表邪，诸药相伍，甘淡渗利为主，佐以清热祛湿，使水湿之邪从小便而去，利湿退黄，使黄疸自除。

【现代研究应用】茵陈五苓散可以降低动脉粥样硬化中巨噬细胞凋亡，改善血小板黏稠度。其抗动脉粥样硬化的作用可能是通过调节血管平滑肌细胞凋亡而起到维持细胞结构，保护血管的功能。

2. 苓桂术甘汤——《金匮要略》

【组成】茯苓 12 g，桂枝 9 g，白术 6 g，甘草 6 g。

【用法】以上四味，加水六升，煮取三升，去滓，温服。现代用法：水煎服。

【功能】温化痰饮，健脾利湿。

【主治】（1）中阳不足之痰饮病　胸胁支满，目眩心悸，或短气而咳；舌苔白滑，脉弦滑或沉紧。（2）现代用法　可用于治疗水气凌心型的动脉粥样硬化。症见心悸眩晕、胸闷痞满、渴不欲饮、小便短少，或下肢水肿，形寒肢冷，伴恶心、欲吐、流涎、舌淡胖、苔白滑、脉象弦滑或沉细而滑。

【配伍方解】本方所治痰饮为中阳虚弱、脾失健运、气化不利、水湿内停所致。脾主运化，为气机升降之枢。脾阳不足，则脾失健运，水湿停滞化为痰饮。而痰饮停于胸胁，则见胸胁支满；阻滞中焦，清阳不升，可见头晕目眩；上凌心肺，则心悸、气短而咳；舌苔白滑，脉沉滑或沉紧皆是痰饮内停的表现。故治宜温阳化饮，健脾利水。本方重用甘淡之茯苓为君药，健脾利水，渗湿化饮，既能消除已聚之痰饮、又善平饮邪之上逆。桂枝为臣药，功能温阳化饮、平冲降逆。白术为佐药，健脾燥湿；炙甘草为使药，既可合桂枝辛甘化阳、温中补阳，合白术健脾除湿，又可调和诸药。四药合用，温阳健脾以助化饮，淡渗利湿以平冲逆，为治疗痰饮病之和剂。

【现代研究应用】现代研究表明苓桂术甘汤加减对动脉粥样硬化模型大鼠血小板聚集率和血液黏度有明显的改善作用，可明显抑制炎症介质的释放，效果确切。又可改善免疫功能，对免疫系统有双向调节作用，且对冠心病、风心病、心肌炎、肺心病均有疗效。

（八）行气方

1. 小柴胡汤——《伤寒论》

【组成】柴胡 24 g，黄芩 9 g，人参 9 g，甘草 9 g，半夏 9 g，生姜 9 g，大枣 4 枚。

【用法】以上七味药，加水适量，温服，每日两剂。现代用法：水煎服。

【功能】和解少阳。

【主治】（1）伤寒少阳证　往来寒热，胸胁苦满，默默不欲饮食，心烦喜呕，口苦，咽干，目眩，舌苔薄白，脉弦者。（2）热入血室证　妇人伤寒，经水适断，寒热发作有时。（3）黄疸、疟疾及内伤杂病而见少阳证者。（4）现代用法　可用于治疗半表半里型的动脉粥样硬化。症见心悸眩晕、胸胁苦满、寒热往来、心烦欲呕、脉弦。

【配伍方解】本方为和解少阳的代表方剂。伤寒邪犯少阳，邪正相争，正气抗邪出于表，邪气抗正入于里，故寒热往来；邪在少阳，经气不利，郁而化热，胆火上炎，而致胸胁苦满、心烦、口苦、咽干、目眩；胆热犯胃，胃失和降，气逆于上，故默默不欲饮食；故方中柴胡苦平、疏肝解郁，入少阳，升举阳气，为君药。黄芩苦寒，清泄少阳半里之热，为臣药。佐以半夏、生姜和胃降逆止呕；佐以人参、大枣益气健脾。炙甘草助参、枣扶正，且能调和诸药，为使药。诸药合用，以和解少阳为主，兼补胃气，使邪气得解、枢机得利、胃气调和，则诸症自除。

【现代研究应用】小柴胡汤可使大鼠血脂、肝脏指数及肝脂肪变程度降低，研究证实小柴胡汤具有一定的降脂及抗肝脂肪变的作用。除此之外，还有保肝利胆、抑制肝硬化、抗感染、解热、抑制血小板聚集的作用。

2. 逍遥散——《太平惠民和剂局方》

【组成】甘草 15 g，当归、茯苓、白芍、白术、柴胡各 30 g。

【用法】以上诸药研末，每次服 6 g，加水一大盏，烧生姜一块切破，薄荷少许，同煎至七分，去滓热服。现代用法：共为散，每服 6 ~ 9 g，煨姜、薄荷少许，共煎汤温服，日 3 次。亦可作汤剂，水煎服，用量按原方比例酌减。亦有丸剂，每服 6 ~ 9 g，日服 2 次。

【功能】疏肝解郁，健脾和营。

【主治】（1）肝郁血虚脾弱证　五心烦热，两胁作痛，头痛目眩，口燥咽干，神疲食少，或月经不调、乳房胀痛、脉弦而虚者。（2）现代用法可用于治疗肝郁气滞型的动脉粥样硬化。症见心悸、胸胁胀满疼痛、情志抑郁、脉弦。

【配伍方解】本方主肝郁血虚脾弱之证。肝性喜条达、恶抑郁，肝藏血，体阴而用阳。若情志不畅，肝木不能条达，则肝体失于柔和，以致肝郁血虚；肝郁血虚则两胁作痛，头痛目眩，郁而化火，咽干口燥；肝乘脾，脾胃虚弱故神疲食少。治宜疏肝解郁，健脾和营。方中柴胡疏肝解郁，使肝气条达，为君药。当归甘辛苦温、养血和血，白芍酸苦微寒、养血敛阴、柔肝缓急，二药共为臣药。木郁不达致脾虚不运，故以白术、茯苓、甘草健脾益气共为佐药。用法中加薄荷少许，疏散郁遏之气，透达肝经郁热；烧生姜温运和中，且能辛散达郁，亦为佐药。甘草尚能调和诸药，兼为使药。诸药合用，使肝郁得解、血虚得养、脾弱得复、气血兼顾、肝脾同调，为调肝养血之良方。

【现代研究应用】逍遥散加减可有效治疗高脂血症及脂蛋白代谢异常，对动脉粥样硬化的发生有明显的抑制作用。除此之外，还有镇痛、镇静、抗惊厥作用，以及治疗慢性抑郁症、抗应激、有效调节体内激素水平的作用。

（九）活血方

1. 血府逐瘀汤——《医林改错》

【组成】桃仁 12 g，红花 9 g，当归 9 g，生地黄 9 g，川芎 4.5 g，赤芍 6 g，牛膝 9 g，桔梗 4.5 g，柴胡 3 g，枳壳 6 g，甘草 3 g。

【用法】水煎服。

【功能】活血化瘀，行气止痛。

【主治】（1）胸中血瘀证，血行不畅　胸痛、头痛、痛如针刺、痛有定处，或呃逆日久不止，或饮水即呛、干呕，或内热瞀闷，或心悸怔忡、夜不能寐、多梦，或急躁易怒、入暮潮热、唇暗或两目暗黑、舌质暗红或舌有瘀斑、瘀点，以及脉涩或弦紧。（2）现代用法　可用于治疗血瘀型的动脉粥样硬化。症见心悸怔忡、胸中刺痛、痛有定处、夜不能寐、多梦、入暮潮热、唇暗或两目暗黑、舌质暗红或舌有瘀斑、瘀点，以及脉涩或弦紧。

【配伍方解】本方主治诸症皆为瘀血瘀滞胸部，气机阻滞所致。胸部属肝而包括上焦，肝藏血，性喜条达，主疏泄。血瘀胸中，气机阻滞，肝失疏泄畅达，则症见胸痛、头痛日久不愈，痛如针刺，且有定处；胸中血瘀，脾胃气机升降失司，而呃逆干呕，甚则水入即呛；瘀久化热，则内热瞀闷、入暮潮热；血瘀化热而扰心神，则心悸怔忡、失眠多梦；郁滞日久，肝失条达，故急躁易怒。治宜活血化瘀，行气止痛。方中桃仁活血祛瘀、通经润肠，红花活血祛瘀通经止痛，共为君药。赤芍、川芎助君药活血祛瘀止痛，牛膝活血祛瘀、通经止痛、引血下行，共为臣药。生地、当归养血调经，清热活血；桔梗、枳壳，一升一降，宽胸行气；柴胡疏肝解郁，升达清阳，与桔梗、枳壳同用，尤善理气行滞，气行则血行，以上均为佐药。桔梗能载药上行，甘草调和诸药，共为使药。诸药合用，使血活、瘀化、气行，为治胸中血瘀证之良方。

【现代研究应用】血府逐瘀汤能调节动脉粥样硬化大鼠血脂的异常，降低血管内皮活性因子水平，改善血管内皮病变程度和微循环，保护血管内皮，增高 HDL 水平，对动脉粥样硬化的防治有明显的疗效。除此之外，血府逐瘀汤治疗脑梗死、脑出血，疗效明显。

2. 补阳还五汤——《医林改错》

【组成】生黄芪 120 g，当归尾 6 g，赤芍 5 g，去土地龙 3 g，川芎 3 g，红花 3 g，桃仁 3 g。

【用法】水煎服。

【功能】补气，活血，通络。

【主治】（1）中风之气虚血瘀证　半身不遂，口眼㖞斜，语言謇涩，口角流涎，下肢痿痹，小便频数或遗尿失禁，舌暗淡，苔白，脉缓无力。（2）现代用法　可用于治疗气虚血瘀型的动脉粥样硬化。症见心悸，心中痛，胸中刺痛，痛有定处，拒按，面色淡白或晦滞，身倦乏力，气少懒言，舌淡暗或有紫斑，脉沉涩。

【配伍方解】本方主证中风之后，正气亏虚、气虚而致血停瘀滞及脉络

瘀阻。正气亏虚，无以推动血液运行，以致血脉瘀阻，故见半身不遂、口眼
㖞斜，气虚血瘀，不能上养舌窍，因而语言謇涩；气虚失于固摄，故口角流
涎、小便频数、遗尿失禁。本方证以气虚为本，血瘀为标，即因虚致瘀之
证。治当补气，活血，通络。本方重用生黄芪，补气健脾，益卫固表，气行
则可载血运行，血行则络通，为君药。当归尾活血通经，补血通络，为臣
药。赤芍、川芎、桃仁、红花协同当归尾以活血祛瘀；地龙通经活络，熄风
止痉，善行全身，为佐药。全方补气而不壅滞，活血又不伤正。诸药合用以
达气行、瘀消、络通之功。

【现代研究应用】现代药理学研究证明，补阳还五汤具有以下作用：扩
张血管，以动脉血管为主；改善微循环，提高组织抗氧能力，改善血液流变
学性质，降低血脂，抗动脉粥样硬化；调节血流分布，改善心脏功能；抑制
血液凝固，抗血栓形成及抑制血栓再发；促进出血和渗出物的吸收；促进组
织的修复和再生。

3. 失笑散——《太平惠民和剂局方》

【组成】五灵脂、蒲黄各 6 g。

【用法】共为细末，每服 6 g，用黄酒或醋冲服，亦可每日取 8 ~ 12 g，
用纱布包煎，作汤剂服。

【功能】活血祛瘀，散结止痛。

【主治】（1）瘀血停滞证　心腹刺痛，或产后恶露不行，或月经不调、
少腹急痛等。（2）现代用法　可用于治疗血瘀型的动脉粥样硬化。症见心
悸怔忡，胸中刺痛，痛有定处，入暮潮热，唇暗或两目暗黑，舌质暗红或舌
有瘀斑、瘀点，脉涩或弦紧。

【配伍方解】本方所治诸症，由瘀血内停、阻滞脉道所致。瘀血内停，
血阻脉道，不通则痛，则见心腹刺痛或少腹急痛。治宜活血祛瘀，散结止
痛。方中五灵脂苦咸甘温，活血止痛，化瘀止血；蒲黄甘平，化瘀止血，理
气止痛，二者相须为用，为化瘀散结止痛的常用组合。调以米醋，或用黄酒
冲服，乃取其活血脉、行药力、化瘀血，以加强五灵脂、蒲黄活血止痛之
功。诸药合用，活血祛瘀，散结止痛。

【现代研究应用】失笑散活血化瘀作用强，活血化瘀法现广泛应用于治
疗冠心病、高脂血症等，尤其失笑散加味治疗冠状动脉粥样硬化性心脏病不
稳定型心绞痛有显著的疗效。

4. 丹参饮——《时方歌括》

【组成】丹参30 g，檀香4.5 g，砂仁4.5 g。

【用法】以水一杯，煎至七分服。

【功能】活血祛瘀，行气止痛。

【主治】（1）血瘀气滞，心胃诸痛之证。（2）现代用法 可用于治疗气滞血瘀型的动脉粥样硬化。症见心悸怔忡，胸胁胀痛走窜疼痛，急躁易怒，胁下痞块，刺痛拒按，妇女可见月经闭止或痛经，经色紫黯有块，舌质紫黯或见瘀斑，脉涩。

【配伍方解】本方所治诸症，均由瘀血气滞所致。气机阻滞，无力推动血液运行，则瘀血内停，脉络阻滞，血行不畅，不通则痛，故见心胸刺痛；气郁血滞，阻碍中焦脾胃气机升降，血瘀内停，则见腹部胃痛。治宜活血祛瘀，行气止痛。丹参具有活血散瘀、消肿止血、补气行血的作用，故为君药；檀香、砂仁行气止痛之力较优，但行气而不伤阴，故以为佐药。三药共用可达活血祛瘀，行气止痛之功。

【现代研究应用】加味丹参饮能显著降低动脉粥样硬化家兔血清总胆固醇、三酰甘油、低密度脂蛋白胆固醇含量，明显提高血清高密度脂蛋白胆固醇含量，明显降低主动脉硬化斑块面积与动脉总面积比值，减轻主动脉病理变化。

（十）清热泻火方

1. 黄连解毒汤——《外台秘要》

【组成】黄连9 g，黄芩6 g，黄柏6 g，栀子9 g。

【用法】上四味药，加水六升，煮取二升，分两次服。现代用法：水煎服。

【功能】泻火解毒。

【主治】（1）三焦火毒证 大热烦躁，口燥咽干，错语不眠；或热病吐血、衄血；或热甚发斑；或身热下利，小便黄赤，舌红苔黄，脉数有力。（2）现代用法 可用于治疗热毒炽盛型的动脉粥样硬化。症见心悸，心胸疼痛，面部蝶形红斑；或乳房肿块增大，局部焮热，面红目赤，伴有高热，小便短赤，大便干燥，舌红，苔黄、脉数。

【配伍方解】本方所致诸症为火毒充斥三焦所致。火毒炽盛，上扰神明，故烦热错语；热邪迫血外出，则为吐衄；热伤络脉，血溢肌肤，则为发斑；热盛而伤津，故口燥咽干；热壅肌肉，则为痈肿疔毒；舌红苔黄，脉数有力，皆为火毒炽盛之证。综上诸症，皆为实热火毒为患，治宜泻火解毒。方中以大苦大寒之黄连泻心经火毒为君药。以黄芩清上焦之火，同时泻肺经之火为臣药。黄柏泻下焦之火为佐药。栀子通泻三焦之火，导热下行，使火毒从膀胱出。四药合用，苦寒泻火，诸症可愈。

【现代研究应用】研究表明黄连解毒汤能使动脉粥样硬化患者的动脉内膜中层厚度和斑块面积降低，血清炎症因子水平降低，对动脉粥样硬化有明显的改善作用，对冠心病不稳定型心绞痛也有显著的疗效。

2. 泻心汤——《金匮要略》

【组成】大黄 10 g，黄连 5 g，黄芩 5 g。

【用法】上三味药，加水三升，煮取一升，每日 2 剂。

【功能】泻心消痞。

【主治】（1）邪热壅滞心下，气机痞塞证。心下痞满，按之柔软，心烦口渴，小便黄赤，大便不爽或秘结；或吐血衄血，舌红苔薄黄，脉数。（2）现代用法 可用于治疗邪热壅滞型的动脉粥样硬化。症见心悸，心下痞满，按之柔软，心烦口渴，小便黄赤，大便不爽或秘结，颜面潮红，舌红苔黄，脉数。

【配伍方解】本方为治疗邪热壅滞心下，气机痞塞之证的主方。心气有余，化而为热，故心烦口渴。热盛而伤脉络，迫血妄行，则为吐衄。心火下延，下移小肠和大肠，故小便黄赤，大便秘结。方中大黄苦寒泻下，清热泻火解毒，泻下通便之为君药，黄连、黄芩大寒大苦直泻三焦之热，泻热除滞，清心除烦，为臣药。三药合用共达泻热消痞之功。

【现代研究应用】泻心汤能够显著降低动脉粥样硬化大鼠血清 TC、TG、LDL、ox-LDL 的水平，升高 HDL 水平。泻心汤可以通过影响动脉粥样硬化过程中诱导细胞凋亡的因素 ox-LDL、NO 等来发挥抑制细胞过度凋亡的作用，该方既可用于动脉粥样硬化的防治，又可用于冠心病急性突发事件的预防。

3. 葛根黄芩黄连汤——《伤寒论》

【组成】葛根 15 g，甘草 6 g，黄芩 9 g，黄连 9 g。

【用法】上四味药，加水八升，先煮葛根，然后加入余药，去滓，分温再服。现代用法：水煎服。

【功能】解表清热。

【主治】（1）外感表证未解，邪热入里　身热下痢，胸脘烦热，口干作渴，喘而汗出，舌红苔黄，脉数或促。（2）现代用法　可用于治疗邪热壅盛型的动脉粥样硬化。症见心悸，胸脘烦热，口干作渴，喘而汗出，舌红苔黄，脉数或促。

【配伍方解】本方证是因伤寒表证未解，邪热入里所致。此时表证未解，里热已盛，故见身热口渴、胸闷烦热、口干作渴；里热上蒸于肺则喘，外蒸于肌表则发热汗出；热邪内迫，大肠传导失司，故下痢臭秽、肛门有灼热感。故治宜解表清里热。方中重用葛根入脾胃经，既能解表退热，又能升阳止泻、生津止渴，为君药。黄连、黄芩清热燥湿、泻火解毒，为臣药。甘草甘缓和中、调和诸药，为佐药。四药合用，外疏内清，表里同治，使表解里和、热痢自愈。

【现代研究应用】葛根芩连汤能降低颈动脉内中膜厚度、颈动脉超声 Crouse 积分以及 TC、TG、LDL、CRP 水平，升高 HDL 水平。具有良好的抗动脉粥样硬化作用。

（十一）开窍方

镇肝熄风汤——《医学衷中参西录》

【组成】怀牛膝 30 g，生赭石 30 g，生龙骨 15 g，生牡蛎 15 g，生龟板 15 g，生杭芍 15 g，玄参 15 g，天冬 15 g，川楝子 6 g，生麦芽 6 g，茵陈 6 g，甘草 4.5 g。

【用法】水煎服。

【功能】镇肝息风，滋阴潜阳。

【主治】（1）类中风　肝肾阴亏，肝阳上亢，头目眩晕，目胀耳鸣，面色如醉，心中烦热；或肢体渐觉不利，口眼渐形㖞斜；甚或眩晕颠仆，昏不知人，移时始醒；或醒后不能复原，精神短少，脉弦长有力。（2）现代用法　可用于治疗肝阳上亢型的动脉粥样硬化。症见心悸，头晕目眩，健忘耳鸣，失眠多梦，咽干口燥，腰膝酸软，胁痛，五心烦热，颧红盗汗，男子遗精，女子月经量少或闭经，舌红少苔，脉细数。

【配伍方解】本方所治之类中风，以肝肾阴虚为本，肝阳上亢、气血逆乱为标，但以标实为主。正如《黄帝内经》云："诸风掉眩，皆属于肝。"治以镇肝息风，滋养肝肾。方中怀牛膝入肝肾经，补益肝肾，且性善下行，故重用以引血下行，为君药。代赭石之质重沉降，平肝潜阳，重镇降逆，合牛膝以引气血下行；龙骨、牡蛎、龟板、白芍益阴潜阳，镇肝息风，共为臣药。玄参、天冬下走肾经，滋阴清热，合龟板、白芍滋水以涵木，滋阴以柔肝；茵陈、川楝子、生麦芽清泄肝热，疏肝理气，以遂其性，为佐药。甘草调和诸药，合生麦芽能和胃安中，以防金石、介类药物碍胃为使。全方重用潜镇诸药，配伍滋阴、疏肝之品，共成标本兼治而以治标为主的良方。

【现代研究应用】镇肝熄风汤可升高动脉粥样硬化模型大鼠血清一氧化氮水平，降低血浆内皮因子水平，具有血管内皮保护作用，且优于雌激素，可用于防治绝经后动脉粥样硬化。

三、动脉粥样硬化的其他疗法

（一）针灸疗法

中医在治疗动脉粥样硬化时，除了药剂之外，同时也会采取诸多的治疗方法，如针灸疗法、按摩疗法等。这些方法简便易行，且有着较好的防治动脉粥样硬化的作用。

1. 从脾胃论治

动脉粥样硬化的始动因素通常在脾，脾虚不运，痰湿内生，瘀阻络脉，成痰瘀阻络之势，故从脾胃论治，健脾化痰治疗动脉粥样硬化。健脾可清除多余的浊脂，即中医所说的痰浊和血瘀等。中医学认为血中过多的脂质即为血中之痰浊。血行不利，而成瘀血，久之则脉道壅塞，加剧浊脂和瘀血的生成。健脾既可清除人体内的痰浊、瘀血等有害物质，又可通过调整阴阳气血和脏腑功能，尤以增强脾胃的运化功能为主，从而减少浊脂生成。通过针刺足太阴脾经的三阴交、地机、阴陵泉、血海等穴可达到健脾和胃、化痰祛瘀、通经活络的治疗效果，从而改善血脂异常所导致的动脉粥样硬化。

（1）三阴交穴：属于足太阴脾经。定位：内踝尖上 3 寸，胫骨内侧面后缘。针刺该穴可将足三阴经气血重组后再行分流，通调三阴经，可使肝、脾、肾三脏气血调和，经络之气运行通畅，从而达到健脾和胃、调补肝肾、行气活血、疏经通络的功效，促进血液循环，改善动脉粥样硬化。

（2）地机穴：系足太阴脾经郄穴。定位：在内踝尖与阴陵泉穴的连线上，阴陵泉穴下 3 寸。针刺该穴可减少血液流通阻力，减轻动脉粥样硬化。

（3）阴陵泉穴：系足太阴脾经合穴。定位：胫骨内侧髁下方凹陷处。针刺该穴可排渗脾湿、健脾化痰，祛除血管中凝滞之痰结，改善血管内环境。

（4）血海穴：属于足太阴脾经。定位：屈膝，在髌骨内上缘上 2 寸，股四头肌内侧头的隆起处。针刺该穴可化血为气，运化脾血，而气化血行，增强血流动力，疏通血管。

2. 活血化瘀法

活血化瘀法以行气活血为原则，以多气多血之足阳明胃经、主藏血之肝经、化生气血之脾经为主。本着疏通经络、调理气血的原则选取人迎、丰隆、足三里、解溪、内关等穴来治疗本病。

（1）人迎穴：属于足阳明胃经。定位：喉结旁 1.5 寸，在胸锁乳突肌的前缘，颈总动脉之后。针刺该穴具有通经调气的作用。从解剖学角度来看，该穴是脑供血管道的起始部。针刺该穴可使颈动脉段血流动力学得以改变，改善脑供血，亦可能直接改变颈动脉段血管壁物理形态。

（2）丰隆穴：属于足阳明胃经络穴。定位：外踝尖上 8 寸，条口穴外 1 寸，胫骨前嵴外 2 横指处。具有降痰浊、行气血、化瘀滞、泄热通腑的作用，与足三里配伍共奏健脾祛湿、化瘀之效。丰隆穴历来被认为是祛痰要穴，如《玉龙歌》所说："痰多宜向丰隆泻。"脾为生痰之源，脾阳虚无力运化水谷，瘀滞日久则生痰，而现代研究表明高脂血症因阳虚痰凝所致，而高脂血症与本病的发病密切相关。

（3）足三里穴：属于足阳明胃经合穴，胃下合穴。定位：屈膝，在髌韧带外侧凹陷下 3 寸，胫骨前嵴外 1 横指处。针刺该穴可健脾益胃、强壮机体，具有降脂、降血黏度的功效。

（4）太冲穴：属于足厥阴肝经，腧穴，原穴。定位：足背第 1、第 2 跖骨结合部之前凹陷中。针刺足三里及太冲可使血管紧张素转换酶表达升高，其表达升高可抑制肾素－血管紧张素－醛固酮系统，使血管紧张素表达下调，血管扩张，外周阻力下降，从而使血压降低，减轻对动脉壁的压迫从而降低动脉粥样硬化的发病。

（5）解溪穴：属于足阳明胃经经穴。定位：足背踝关节横纹中央凹陷处，当拇长伸肌腱与趾长伸肌腱之间。针刺该穴可舒筋活络、清胃化痰、镇惊安神，从而促进气血生化、健运脾胃，使后天之本得以滋养，气血生化有源，以降低动脉粥样硬化的发病概率。

（6）内关穴：属于手厥阴心包经，是络穴，八脉交会穴。定位：腕横纹上 2 寸，掌长肌腱与桡侧腕屈肌腱之间。针刺该穴能联络表里经，通阴维脉，有维系联络全身阴经的作用；通于三焦经，有疏肝理气、行气活血、平肝潜阳的作用。内关穴有镇静定志、宁心安神的功效，对心率具有双向调节作用，作用机制很可能是通过调节神经系统的活动而实现。针刺该穴可以改善心功能，增加冠脉血流量、激活垂体－肾上腺皮质系统的体液因子，从而达到改善动脉粥样硬化的疗效。

3. 调畅心包经络

平素心阳不振，卒受寒邪，邪客心脉，血涩而不行，血液瘀滞而致血液循环不周。宜取心和心包的背部俞穴，平补平泻，并加灸，能直接温通心和心包经络的气滞血涩；膻中会一身之气，有调气宽胸的作用，气为血帅，气行则血行，故膻中能治寒凝心脉、气滞血凝；郄门是手厥阴心包经之郄穴，功能宽胸理气、宁心安神，并能调畅心包经络之气血。

（1）膻中穴：属于任脉，为心包募穴，八会穴之气会。定位：前正中线上，平第 4 肋间隙，或两乳头连线与正中线的交点处。膻中穴局部皮肤由第 3、第 4、第 5 肋间神经的前支重叠交织分布，针刺该穴刺激了皮肤感受器并使之兴奋，然后通过中枢神经系统各级水平的整合后，沿着传出神经到达一定的效应器，引起心内血管的扩张，从而改善了心肌的血供，缓解了动脉粥样硬化产生的心肌缺血等症状。

（2）阴郄穴：属于手少阴心经郄穴。定位：腕横纹上 0.5 寸，尺侧腕屈肌腱的桡侧缘。

（3）郄门穴：属于手厥阴心包经郄穴。定位：腕横纹上 5 寸，掌长肌腱与桡侧腕屈肌腱之间。实验证明，针刺阴郄穴及郄门穴可升高心电图 ST 段和改善心率，并对改善 T 波有效；增强心脏供血能力，可改善动脉粥样硬化导致的心肌缺血等症状。

4. 其他

针灸其他经脉如足少阳胆经、足少阴肾经等经络的相关穴位，如选择针刺风池、环跳、委中、八风等穴位，通过化痰散结、活血通络的方法，有效改善动脉粥样硬化中动脉内膜脂质的积聚。

（1）风池穴：属于足少阳胆经，是手足少阳、阳维之会，通于督脉。定位：胸锁乳突肌与斜方肌上端之间的凹陷中，平风府穴。针刺该穴可疏通经络，补益脑髓。通过动脉系统引起脑血管的收缩与舒张，使椎基底动脉血流发生改变。

（2）环跳穴：属于足少阳胆经。定位：侧卧屈股时股骨大转子高点与骶管裂孔连线的外 1/3 与内 2/3 交点处。针刺该穴有疏通经络，活血止痛的作用。

（3）委中穴：属于足太阳膀胱经，是合穴，膀胱下合穴。定位：腘横纹中点，股二头肌肌腱与半腱肌肌腱的中间。针刺该穴可舒筋通络，散瘀活血。针刺环跳、委中可活血通络，针后加灸可达到标本兼治，共奏温经散寒、活血化瘀、通络止痛以通阳滞之血脉的功效。

（4）八风穴：属于奇穴。定位：在足背侧，第 1 至第 5 趾间，趾蹼缘后方赤白肉际处，一足 4 穴，左右共 8 穴。该穴有祛风通络的作用。温针灸太溪及八风穴可健脾胃、温脾阳，活血化瘀，改善动脉粥样硬化的血瘀状态。

（5）神门穴：属于手少阴心经，为腧穴，原穴。定位：腕横纹尺侧端，尺侧腕屈肌腱的桡侧凹陷处。本穴因有孔隙与心经体内经脉相通，气血物质为心经体内经脉的外传之气，其气性同心经气血之本性，为人之神气。单独针刺该穴能够明显改善冠状动脉粥样硬化患者的左心室功能，还对室上性、阵发性心动过速有良好效果。

（6）心俞穴：属于足太阳膀胱经，心之背俞穴。定位：第 5 胸椎棘突下，旁开 1.5 寸。针刺该穴能显著改善心绞痛症状、改善心肌缺血。

（7）巨阙穴：属于任脉，是心之募穴。定位：前正中线，脐上 6 寸，或胸剑联合下 2 寸。心俞、巨阙是心的腧穴、募穴，是心之经气输注及汇集的地方，两穴相配，再佐以膻中，能调气宣痹通阳，使胸中蕴塞之气得以宣散。

（8）厥阴俞穴：属于足太阳膀胱经，心包之背俞穴。定位：第 4 胸椎棘突下，旁开 1.5 寸。针刺该穴可改善冠状动脉粥样硬化患者心绞痛等临床症状、心电图及左心室功能，可防治冠状动脉粥样硬化性心脏病引发的心绞痛等。

（9）膈俞穴：属于足太阳膀胱经，八会穴之血会。定位：第 7 胸椎棘突下，旁开 1.5 寸。中医学认为该穴具有补血养血、活血化瘀的功能。针刺膈俞穴能改善血瘀证患者血液流变学情况，改善动脉粥样硬化的血瘀机制。

针灸治疗使气血灌注周身，而使心、肝、脾、肾、脑功能正常，达到了涤痰开窍、补益脑髓、通调心脉、活血化瘀的效果。人体和动物实验表明，针灸不仅对心率、心律、血压及外周血管功能都具有明显的调整作用，而且对左心室功能状态、冠状动脉功能等，也有很好的调整作用。这些都为针灸治疗动脉粥样硬化提供了科学依据。除了毫针刺法之外，还有电针法、磁化针法、艾灸穴位法、温针灸穴位法、奇经梅花磁针灸法；有学者创制一种降脂药灸，药物灸条以决明子、红花、公丁香、硫黄加艾绒组成，灸丰隆等穴位，35 天为一个疗程，对动脉粥样硬化的治疗也有效果。

（二）耳针疗法

耳针疗法是指通过耳郭诊断和治疗疾病的一种方法，是中国古老针灸学的一个重要组成部分。近代在应用耳穴诊断、治疗、预防疾病和保健等方面的研究有了更多的进展，并已逐渐形成耳针治疗学的体系，成为别具一格的新医学。耳针疗法为微针治疗法中的一种，因其操作简便、疗效持久、无毒副作用，而易被患者所接受，故在中医医疗实践中作为一种常规治疗手段而被普遍采用。

《黄帝内经》中记述了经脉的循行分布，说明了耳与经脉之间存在着密切的联系。十二经脉循行中，六阳经分别入耳、上耳前至耳上角；六阴经虽不直接与耳发生联系，但均通过其他经别与阳经相合而间接贯通于耳。故《灵枢·口问》云："耳者，宗脉之所聚也。"国际针灸听证会和国际耳针听证会已论证了针灸学的科学性和应用价值。耳针疗法作为针灸学的一个分支，其诊断疾病、治疗疾病的机制已引起国内外学者的广泛关注。

影响耳针疗法效果的关键因素之一为耳针穴位的选择。在 2008 年 4 月发布的《针灸技术操作规范第三部分：耳针》中，并未就耳针穴位的选择提出明确的规范。临床上关于耳针穴位的选择，方法有多种。

1. 根据病变部位取穴

病变部位取穴是根据人体病变部位，在耳郭上取相应病变部位的耳穴。当人体某一部位患病时，耳郭病变的部位就会出现特定的敏感点，如低电阻、疼痛、变形、变色、脱屑等，临床上称为阳性反应点。如能准确选取疾病在相应部位上的阳性反应点，就会取得满意的疗效。但是疼痛性质的反应点是以患者的主观感觉为主，也包括了医者在认为有病的部位加大触摸力度的主观意图，当患者精神紧张的时候，对疼痛表现为过度敏感。以上的主观因素都可能影响正确取穴。变形、变色、脱屑等性质的反应点可因气候、年龄、职业等在耳郭局部皮肤病变产生假阳性的反应点。因此按病变部位取穴有时会影响耳穴的正确选择，但可以作为耳穴选择的参考。

2. 根据经验与功能取穴

经验取穴是医生在临床实践中发现的某个或者多个穴位对治疗某种疾病行之有效的取穴方法。在临床实践中，每个人在耳穴治疗中对耳穴的应用会有不同的体会和经验。根据穴位功能取穴是指耳穴的每一个穴位都有其功能主治，取穴时可考虑该穴的主要功能，因此必须用现代医学的理论来理解和运用这些耳穴。但经验取穴与功能取穴，究其实质是根据耳穴的特异性取穴。耳穴的特异性是指耳郭上穴位与非穴位、这一穴位与那一穴位在功能作用上所具有的不同特点。从耳穴标准化方案形成过程可以看出，由于对耳针作用规律的研究尚属肤浅，标准化中所列耳穴，只是现阶段国内外常用的有效穴，大部分穴位并没有经过穴位与非穴位、这一穴位与那一穴位严格的对照与比较，在很大程度上是人为协商的结果。耳穴特异性客观存在，但部分耳穴的对照观察却未发现有明显特异性，大量临床、实验统计资料说明耳穴特异性是相对的，耳穴特异性十分复杂。耳穴的特异性既是辨证取穴的依据，又是疗效客观评价的基础。目前对其认识还很不够，需要对现有耳穴开展多渠道、多方法、多学科的单穴深入研究，进一步总结其规律。因此经验取穴与功能取穴还缺少确凿的理论依据，需要我们在科学实验与临床资料分析的基础上不断探索。

3. 根据中医基础理论、经络学说、现代西医理论取穴

脏象学说是中医理论的核心，它将人体视作以五脏为中心的整体，各个部分相互联系，按照五脏的功能分为五大系统，各个系统自成一体，相互之间又密不可分。耳穴的视、触所得到的信息，亦是脏象的反应。如鼻病，依据"肺开窍于鼻"可取肺穴，心烦、失眠等神志方面的表现，依据"心主神明"可取心穴。取穴是根据经络循行部位取穴。如偏头痛，其部位属足少阳胆经的循行部位，故可取"胰胆"穴来治疗。现代医学有关病因病理理论是指导取穴的重要依据。耳穴中有许多穴位是根据现代医学理论命名的，如交感皮质下、肾上腺、内分泌、神经衰弱点等，这些穴位的功能与现代医学的理论是一致的，如糖尿病属于内分泌功能紊乱，故可取内分泌穴；慢性支气管炎、支气管哮喘属于肾虚者，多与下丘脑－垂体－肾上腺皮质系统的功能改变有关，可取肾上腺、丘脑等穴；尿崩症的病理根结在于脑垂体后叶分泌抗利尿激素减少，因此可取脑点、丘脑、内分泌等穴。

对各系统疾病进行耳郭压痛检查，统计发现，心血管患者耳心穴阳性率为 85.35%。触诊方面，将 3500 例患者的耳郭触诊结果与临床化验、心电图、血压、血液生化、肝功能等检查比照，误差率为23%，绝大部分吻合。

据《外治汇要》所记，取肝、交感、脾、内分泌，可治疗高脂血症。《外治心悟》中记载，取心、肝、额、枕、脑干、交感、降压沟、肾上腺、耳背心诸穴针刺，可有效治疗脑动脉粥样硬化。冠状动脉粥样硬化可选心、胸、神门、小肠、皮质下、肾上腺。取脾、胸、肺、皮质下穴健脾祛湿、化痰升阳，可治疗痰凝血脉、痹阻胸阳、倦怠乏力、不思饮食、痰白黏而量多、气短懒言等症；取交感、小肠、胸、肾上腺穴行气活血、宣通心脉、益心镇痛，可治疗气滞血瘀、心脉痹阻、心胸刺痛、舌质黯滞之血瘀证；取肾、兴奋点、小肠、虚穴温振心阳，宣通脉络，可治疗血脉痹阻；取心、交感、神门、晕点、失眠、降压沟穴滋阴补血，宣痹通络，可治疗动脉粥样硬化所致血脉涩滞；取心、神门、脾、肾、兴奋点、内分泌、虚穴滋阴助阳，益气养血，可治疗阴阳两虚所致的动脉粥样硬化。近年来，运用计算机、数码相机、物理、光学原理等现代技术对耳穴诊断检测手段进行改进，提高了耳穴诊断的客观性。中医理论认为，耳针治疗通过经络作用，调理阴阳脏腑，使机体恢复阴平阳秘的状态。

标准耳穴全图如图2-1。

（三）穴位埋线疗法

穴位埋线是将羊肠线等埋入穴位，利用羊肠线作为特异性蛋白埋入穴位可提高机体应激、抗炎能力；同时，肠线在组织中被分解吸收的过程可对穴位起到持续刺激作用，以达到治病的目的。埋线疗法适用广泛，一般来说，凡能用针刺疗法治疗的疾病，均可应用穴位埋线疗法治疗，尤其对疼痛性疾患、功能性疾患、慢性疾病疗效显著。

穴位埋线能降低血清中总胆固醇及低密度脂蛋白含量，并能升高高密度脂蛋白含量，使之能与低密度脂蛋白竞争细胞表面的脂蛋白受体，使细胞代谢正常，能很好地抑制动脉血管粥样硬化斑块的形成，从而保护血管平滑肌的功能，同时抑制血管平滑肌细胞增生作用。肠线埋入穴位，对穴位有长时间的刺激，这不断刺激的信息通过神经、体液的传导到达大脑皮层高级神经中枢，高级神经中枢再发出指令直达血管平滑肌，干预胆固醇的合成及沉积于血管壁，而达到降低胆固醇的目的；同时又能升高高密度脂蛋白，并增加细胞表面对高密度脂蛋白的亲和力，而保护血管壁。

研究表明，背俞穴埋线治疗高脂血症有明显疗效。脾俞、肝俞、肾俞穴

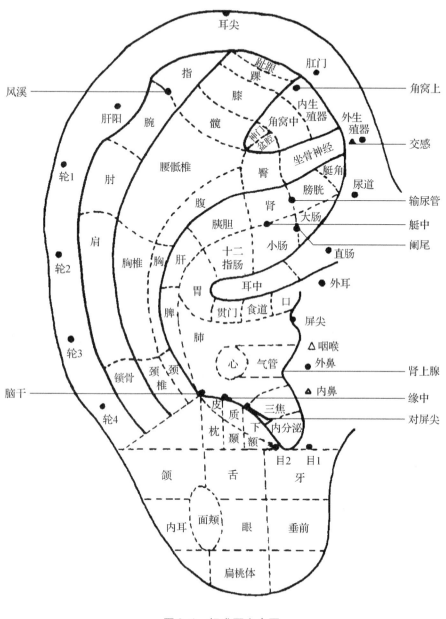

图 2-1　标准耳穴全图

埋线的刺激，能固本补肝肾，使阴液阳气得充，阴阳相济，瘀血难生，痰浊难成；胃俞、三焦俞穴埋线，能健脾益气，使脾胃之气健旺，运化正常，水谷精微输布正常，痰湿消去，血脉畅通而治本；肾俞、膀胱俞穴埋线，具有活血化瘀的作用，可使痰浊消散，气血和顺，经脉畅通以治本。以上多个脏腑的背俞穴合用，加上穴位埋入羊肠线，对穴位形成长期刺激，埋线与耳针并施，达到标本兼治的目的。全息耳穴有协调各脏腑功能、调节阴阳平衡、畅通全身脉络的作用，有升清降浊功能，祛痰湿能力强。故临床上背俞穴埋线加耳针治疗高脂血症能取得比较满意的疗效，值得推广应用。

除此之外，还经常选用丰隆穴埋线治疗高脂血症。丰隆穴为化痰降脂要穴；埋线使用的肠线，作为一种异体蛋白，在体内软化、分解、液化吸收，对穴位产生的生理及生物化学刺激可长达 20 天或更长。埋线丰隆穴能使其化痰降浊的功效持续，有效地解决了使用药物治疗后血脂回升的现象。埋线丰隆穴能降低血清中总胆固醇及低密度脂蛋白，并能升高高密度脂蛋白，选择埋线丰隆穴这种治疗方法在降低血脂的同时也能起到防止动脉粥样硬化的作用。

（1）针对动脉粥样硬化的病因病机，确定的治则为祛痰通络、调气和血、活血通络。主要选取脾胃经、任脉的穴位和背俞穴。背俞穴位于膀胱经，亦可使膀胱疏泄得当，湿浊有所出路。制定埋线疗法的基本方：中脘、气海，梁门、天枢、膈俞、胰俞均双取。

中脘：胃募穴，又是腑会，是全身要穴，位于人体上腹部、前正中线上、当脐中上 4 寸。局部取此穴以调脾胃肠，通腑气使食无积、秽得除。

梁门：足阳明胃经穴位，在上腹部，当脐中上 4 寸，距前正中线 2 寸。能理脾和胃，消积化滞，通调腑气。从本穴的生理位置讲，位于胃脘部，属于病变局部取穴，埋线用以调和脾胃气血，降食欲，减食量，防止发胖。

天枢：大肠募穴，位于脐旁 2 寸。消积导滞，通腑健脾，本穴可调畅一身气机，是气机升降的枢纽，疏通脉道。

气海：前正中线上，脐下 1.5 寸。补气要穴，健脾益胃使水谷得以正常运化。

胰俞：即胃脘下俞，经外奇穴，位于第 8 胸椎棘突下旁开 1.5 寸。根据现代医学研究发现，可改善胰岛功能，调节血糖，维持血小板功能，防止动脉粥样硬化血栓的形成和动脉管腔的闭塞。

膈俞：血会，活血行气之力强，可清脂化瘀浊。

足三里：胃的下合穴，胃经的合穴，可健脾和胃，调和气血，通行腑气。

阴陵泉：脾经合穴，能清热化湿，健脾利水消肿，尤宜脾虚引起的痰湿阻络。《通玄指要赋》云："阴陵开通于水道。"

脾俞：第 11 胸椎棘突下，旁开 1.5 寸。健脾益气，化痰祛浊。

肝俞：第 9 胸椎棘突下，旁开 1.5 寸。疏肝理气。

肾俞：第 2 腰椎棘突下，旁开 1.5 寸。培元固本，利水祛湿。

三阴交：健脾化湿，疏肝益肾。

（2）另可根据中医理论辨证配穴：①脾虚湿阻型者加脾俞、阴陵泉；②胃热湿阻型者加曲池、足三里；③肝郁气滞型加肝俞、足三里；④脾肾两虚型加肾俞、脾俞、关元；⑤阴虚内热型加三阴交、肾俞。

（四）指压疗法

指压技术是采用手指按压点揉的方法在人体一定的部位、穴位上进行操作，从而达到防治疾病的一项专门技术。该技术无针药之苦，无毒副作用，方便快捷，经济实用，好学易懂，适应证广，疗效显著。操作方法为用拇指端峰为着力点按压，以患者感觉到局部胀痛为度，持续 3~5 分钟。

动脉粥样硬化发生后，血液循环不畅，物质代谢减慢，供氧能力降低，通过指压疗法按压相应穴位，如按压攒竹、内关、神门、膻中、脚中指、至阳、神道等穴，刺激深层血管，从而促进血液循环，改善心肌缺血缺氧状况，还能改善冠状动脉粥样硬化性心绞痛发作时的疼痛。

攒竹：在面部，眉毛内侧边缘凹陷处（当眉头陷中，眶上切迹处）即是。

内关：腕横纹上 2 寸，掌长肌腱与桡侧腕屈肌腱之间。

神门：腕横纹尺侧端，尺侧腕屈肌腱的桡侧凹陷处。

膻中：前正中线上，平第 4 肋间隙，或两乳头连线与正中线的交点处。

至阳：背正中线上，第 7 胸椎棘突下凹陷中。

神道：在背正中线上，第 5 胸椎棘突下凹陷处。

适用于针灸治疗动脉粥样硬化的穴位皆可用于指压疗法，通过对穴位施加刺激，有效改善心血管疾病的病理状态，改善血流动力，从而达到防治动脉粥样硬化的作用。

（五）按摩疗法

按摩是一种适应证十分广泛的物理疗法，有正骨按摩、伤科按摩、小儿按摩、经络按摩、脏腑按摩、急救按摩、保健按摩、点穴按摩等。按摩又称推拿，是中医学宝库中最具特色的一种医疗保健方法。它是施术者用双手或肢体的其他部位，在受术者的体表一定部位或穴位上施以各种手法操作，以达到防病治病、延年益寿等目的的一种物理疗法，以其简单易学、便于操作、疗效显著、费用低廉、无毒副反应等特点而备受人们的喜爱。

按摩疗法可增强血液循环。

1. 对血管的影响

（1）扩张毛细血管：实验证明，推拿可引起一部分细胞内的蛋白质分解，产生组胺和类组胺物质，可使毛细血管扩张开放，使肌肉断面每 1 mm^2 中的毛细血管数由推拿前的 31 个增加到 1400 个。毛细血管的增加、管径的增大，都会使全身的血液循环得到一定程度的改善。

（2）促进血管网重建：将家兔跟腱切断后再缝合，术后进行推拿治疗，发现治疗组跟腱断端间有大量小血管生成，而对照组家兔仅腱周组织中有一些管壁增厚并塌陷的小血管，血管中还有血栓形成，可见推拿能促进病变组织血管网的重建。

（3）恢复血管壁的弹性功能：推拿方法对体表的压力和手法操作时产生的摩擦力，可使血管壁上的脂类物质大量消耗和去除，减缓了血管的硬化，对恢复血管壁的弹性，改善管道的通畅性能，降低血液流动的外摩擦力，都具有一定的作用。

2. 对心脏的影响

推拿后可使冠心病患者的心率减慢，心脏做功减轻，氧耗减少，同时还可使冠心病患者左心室收缩力增加，冠脉灌注增加，从而改善冠心病患者的心肌缺血缺氧状态。

3. 对血液的影响

（1）加速血液流动：推拿手法虽然只作用于体表，但是其压力却能传递到血管壁，使血管壁有节律地被压瘪、复原，当复原后，受阻的血流骤然流动，使血流旺盛、流速加快。但由于动脉内压力很高，不容易压瘪，静脉内又有静脉瓣的存在，不能逆流，故实际上是微循环受益较大，使血液从小动脉端流向小静脉端的速度得到提高。微循环是血液与组织间进行物质及气体交换的场所，而动脉、静脉只是流通的管道，可见促进微循环内的血液流动对生命活动具有重要意义。

（2）降低血液黏稠度：在瘀血状态下，由于血液流速降低，血液黏稠度增高，黏稠度增高又进一步使流速降低，二者形成恶性循环，终使血液凝集、凝固。推拿手法通过有节律的机械刺激，迫使血液重新流动及提高血液流速，从而降低了血液黏稠度，使流速与黏稠度之间进入良性循环状态。

4. 常用穴位

肺俞：在背部，第 3 胸椎棘突下，旁开 1.5 寸。

厥阴俞：在背部，第 4 胸椎棘突下，旁开 1.5 寸。

心俞：在背部，第 5 胸椎棘突下，旁开 1.5 寸。

膈俞：在背部，第 7 胸椎棘突下，旁开 1.5 寸。

脾俞：在背部，第 11 胸椎棘突下，旁开 1.5 寸。

肾俞：在背部，第 2 腰椎棘突下，旁开 1.5 寸。

屋翳：在胸部，当第 2 肋间隙，距前正中线 4 寸。

渊腋：在侧胸部，举臂，当腋中线上，腋下 3 寸，第 4 肋间隙中。

太溪：位于足内侧，内踝后方与脚跟骨筋腱之间的凹陷处。

辄筋：在侧胸部，渊腋前 1 寸，平乳头，第 4 肋间隙中。

命门：在腰部，后正中线上，第 2 腰椎棘突下凹陷中。

复溜：小腿内侧，太溪直上 2 寸，跟腱的前方。

交信：小腿内侧，太溪直上 2 寸，复溜前 0.5 寸，胫骨内侧缘的后方。阴跷脉的郄穴。

5. 常用手法

一指禅推、按、揉、擦法等。

6. 基本治法

（1）患者取俯坐位，双臂可置于桌上，医者站在患者身后，先用一指禅推法作用在心俞、肺俞、膈俞、厥阴俞穴位上，先左侧后右侧，每穴 2 分钟；接着用拇指指端揉按至阳穴，约 2 分钟；随后用大鱼际揉法在背部沿脊柱两侧膀胱经循行路线自上而下轻缓地揉动 3~5 遍。

（2）患者仍取坐位，医者面对患者而立，先用拇指罗纹面按揉左侧屋翳、渊腋、辄筋，每穴 1~2 分钟；接着用一指禅推法作用于内关穴上，先左侧后右侧，每处 2 分钟；最后用拇指罗纹面按揉双侧间各 1 分钟。

（3）患者取俯卧位，医者站其右侧，先用拇指指端按揉双侧脾俞、胃俞、肾俞，每穴 2 分钟；接着用小鱼际擦法在肾俞、命门区域进行横擦，以温热为度；最后沿脾经的循行路线自三阴交至阴陵泉施用擦法，往返操作 5~8 分钟。

（4）患者取仰卧位，医者站其身旁，用拇指指端按揉双侧足三里，先左侧后右侧，每穴2分钟；随后擦太溪、复溜、交信各100次。

7. 注意事项

推拿手法一定要轻柔，压力不宜过大，以患者感到轻度酸胀即可，切忌用暴力和蛮力。治疗中应密切观察患者，防止意外发生。

（六）药浴疗法

药浴疗法，在中国已有几千年的历史。据记载，自周朝开始，就流行香汤浴。所谓香汤，就是用中药佩兰煎的药水。其气味芬芳馥郁，有解暑祛湿、醒神爽脑的功效。伟大爱国诗人屈原在《云中君》里记述："浴兰汤兮沐芳华。"其弟子宋玉在《神女赋》中亦说："沐兰泽，含若芳。"从清代开始，药浴就作为一种防病治病的有效方法受到历代中医的推崇。

中药药浴疗法是中医学独特的外治疗法，是一种独特的给药途径。对亚健康的调理，有良好的效果。药浴亦称"水疗"，系中草药加水煎煮，取药液洗浴局部或全身。现代研究表明，药浴液中的药物离子通过皮肤黏膜的吸收、扩散、辐射等途径进入体内，避免了肝脏首过效应，减少了毒副作用。同时药浴液的温热效应能够提高组织的温度，舒张毛细血管，改善循环，使血液加速流动，且通过皮肤组织吸收后，调节局部免疫状态，抑制和减少生物活性物质的释放，从而达到防治疾病的目的。其形式多种多样：洗全身浴称"药水澡"；局部洗浴的又有"烫洗""熏洗""坐浴""足浴""藏浴""苗浴""瑶浴""哈尼药浴"等之称，尤其"烫洗"最为常用。

药浴为我国传统医学的特色疗法，中药药浴自古就以其独到的效果倍受青睐，成为皇家贵族治疗及美肤的时尚享受。《礼记·曲礼》中云："头有创则沐，身有疡则浴。"古有药浴，源于宫廷，传至民间。杨贵妃凝脂浴、慈禧太后煎汤浴，早已闻名遐迩。《史记》记载了天子"香汤浴"，既可治肤，又能洁肤、润肤、香肤。

《灵枢·经脉篇》有云："经脉者，所以能决生死，处百病，调虚实，不可不通。"夫十二经脉者，内属于脏腑，外络于肢节，可以营血气以通阴阳，濡筋骨，利关节也。既然经络可纵横交错，出入表里，贯通上下，内联五脏六腑，外至皮肤肌肉，则中医药浴之熏浴法、蒸浴法及浸浴法皆有通其经脉，调其血气之法。热性与药效齐攻之时、热力张时，肌肤开散，体温骤升，血液动也，运之于周身。药浴之于五脏之功，可归于活血也。以热水渐长之性，左功心肝，可强心肌，效果凸显，亦可使血液充盈于肝脏，改善肝功能，防止肝疾病。右功肺部，腠理肌肤温润之时，肺气充也，则全身卫气津液可通矣。心之动时，血行于诸经之中，达于脑中，精髓生矣。血盈余脑中，血管搏动，血流加强，亦可降低供血不足、增加体内血管弹性，以此可防治心脑血管之疾。身体脏器气血充盈，则其循环加速，则可改善机体充血及水肿。热药浴以其合力之效，使内部微循环加快，活血化瘀。

金珠日提出的金氏降脂浴液散是其根据中医传统秘方，采用名贵中药30余种，其中以蛇、全蝎、菊花、蔓荆子、葛根、藏红花、龟板、丹参、仙人掌、海藻、大黄、天麻、钩藤、番泻叶为主，借助现代科学手段研制而成，经20多年临床观察疗效确切。药浴使药物有效成分一部分经皮肤渗透入体内，可挥发物可通过药物蒸汽吸入体内，这些药物均能使胆固醇分解并加速其代谢产物从粪便中排出，并能抑制胆固醇酯化与之结合成不吸收的复合物，抑制肠黏膜吸收。金氏降脂浴液散50 g加入250～300 kg水中，水温38～45 ℃，水的机械作用、温热作用，进一步提高了疗效，改善了微循环，加速了新陈代谢。临床实践证明，该疗法是治疗高血压、高脂血症的有效方法，且无毒副作用，简单方便。

中国煤炭工人大连疗养院的郭大洋老师对药浴治疗高血压和高脂血症进行了观察和总结，选用组方：板蓝根、双花、全蝎、血竭、羌活、独活、枸杞、桑寄生、地肤皮、桑白皮、桂枝、山楂、苏木、玉米须、伸筋草、麻黄、大青叶、薄荷各30 g，将上述中药装入锅内，加入水20 L，煮沸30 min，取药液加入浴盆内，药物浓度应占浴液的1.5%以上。证实该方对高血压及高脂血症有较好疗效，对动脉粥样硬化的产生和发展具有防治结合的作用。

足浴组方：磁石60 g，天麻、红花、夏枯草、桑叶、吴茱萸、肉桂各10 g，怀牛膝、川芎、钩藤（后下）各30 g。凉水没过中药浸泡30 min后，煎汁500 mL，滤渣后再次加水煎30 min，滤渣取汁500 mL。足浴时加水至1000 mL后加热至40 ℃左右，倒入恒温浴足盆中浴足30 min，2次/日。本组足浴组方在邓铁涛教授组方基础上加入磁石、红花和桑叶。磁石具有平肝潜阳、安神镇静作用，可入肾养肾，达到平肝火、补肾虚的作用；红花具有活血通经、散瘀止痛作用，可调节血脂、软化扩张血管从而发挥降压作用，并通过软化血管、调节血脂使血液循环通畅旺盛、排除有害物质及机体代谢物，发挥预防衰老作用，也从根本上达到降压作用（扩张、软化血管）；桑叶具有消散瘀血、疏通经络、益肝阴平肝阳作用，现代医学发现桑叶可降低局部有效循环血量、增加肾脏循环血量，从而达到利尿消肿、降压目的。邓铁涛教授的足浴方剂本身具有降压、利尿、扩张外周血管阻力作用，通过加入磁石、红花、桑叶可发挥协同作用，且可促进睡眠、缓解患者焦虑紧张情绪从而在控制血压同时发挥清除机体过盛油脂及有害物质作用，达到软化血管、调节血脂、改善血液循环作用。

药浴液配制：当归 100 g，元胡 50 g，川芎 160 g，丹参 150 g，黄芪 200 g，冰片、桂枝、桃仁、红花、赤芍、炙甘草各 80 g，加水煎至 1000 mL；腐植酸 100 g；药浴液 100 mL 加苯酚 0.5 mL。

药浴液含有多种化学活性物质如 K^+、Ca^{2+}、Mg^{2+} 等，可增强全身血液循环，促进侧支循环的建立，增进心血流量，增加组织器官氧供应，无疑对改善心血管的适应能力，缓解心血管的危险因素而带来益处。故其可治疗高脂血症，预防冠心病，并使动脉粥样硬化朝有利方向发展。药浴治疗既属于中医学遗产的一部分，又是中西医结合的一种治疗方法，它既有中医中药辨证施治，又有理化治疗作用。温热水浴其热容量大，导温性能佳，由于热的对流现象，温度刺激广泛，作用面积大而均匀。此疗法以沐浴的形式，通过体表对药物有效成分的吸收在局部发挥药理作用或通过血液循环达全身发挥治疗作用，有较强的止痛、活血化瘀、改善微循环、调节机体免疫和内分泌等功效。

（七）足疗

采用全足按摩，重点加强以下反射区：头部（额窦、大小脑、脑垂体、三叉神经等反射区）、甲状腺、甲状旁腺、心、肺、肝、胆、胰、脾、生殖腺、内耳迷路和排泄系统等，30~40 分钟/次，十次为一个疗程，力度由轻到重，以疼痛能忍受为宜，按摩后喝白开水 300~500 mL。人体足部表面有丰富的神经纤维和毛细血管，足反射法作用于末梢神经、毛细血管和免疫系统，经双向调节机制，启动机体内部潜能，使血管壁弹性增大，血管舒缩功能加强，血流加速，通向心、脑的循环改善，使沉积于动脉内的胆固醇消散，脂类代谢和生理生化反应加速，恢复自由基产生与清除的动态平衡。长期坚持足部反射区按摩法（或自己按摩），合理（低盐低脂）平衡膳食，结合运动疗法，对于防治动脉粥样硬化、冠心病有重要意义。

参考文献

[1] 汪杰, 刘玥, 蒋跃荣. 动脉粥样硬化及其中西医结合防治新策略 [M] //陈可冀. 中西医结合心血管病基础与临床. 北京: 北京大学医学出版社, 2014: 628 – 631.

[2] 胡大一, 孟晓萍, 布艾加尔·哈斯木. 动脉粥样硬化 [M]. 北京: 人民卫生出版社, 2011: 9 – 15.

[3] 董国菊, 涂秀华, 史大卓. 中医药防治颈动脉粥样硬化的临床研究进展 [M] //陈可冀. 心血管病与活血化瘀. 北京: 北京科学技术出版社, 2009: 798 – 801.

[4] 陈林祥, 余泽洪, 彭若宇. 现代女性心脏病学 [M]. 湖南: 湖南科学技术出版社, 2009: 41 – 58.

[5] 史载祥, 黄春林, 史大卓. 现代中医心血管病学 [M]. 北京: 人民卫生出版社, 2006: 122 – 125.

[6] 王椿野, 赵振武, 李新龙, 等. 基于现代文献的动脉粥样硬化中医病机研究 [J]. 环球中医药, 2013, 6 (2): 92 – 95.

[7] 陈可冀, 付长庚. 动脉粥样硬化古疾病史研究进展 [J]. 中国中西医结合杂志, 2013, 33 (10): 1301 – 1304.

[8] 高学敏, 钟赣生. 中药学 [M]. 2 版. 北京: 人民卫生出版社, 2013.

[9] 何开家, 张涵庆. 白芷化学成分及其药理研究进展 [J]. 现代中药研究与实践, 2008, 22 (3): 59 – 62.

[10] 王玉文. 白芷的化学成分、药理作用及制剂研究进展 [J]. 中国民族民间医药, 2011, 20 (17): 28 – 29.

[11] 李颖仪, 蔡先东. 香豆素的药理研究进展 [J]. 中药材, 2004, 27 (3): 218 – 222.

[12] 胡荣. 白芷中欧前胡素提取分离及主要药效学研究 [D]. 成都: 成都中医药大学, 2010.

[13] 田硕, 苗明三. 菊花的研究及应用现状 [J]. 中医学报, 2014, 29 (3): 378 – 380.

[14] 刘国华, 张延敏. 不同菊花的药理作用分析 [J]. 中国实用医药, 2012, 7 (7): 244 – 245.

[15] 田晓华. 不同菊花的药理作用分析 [J]. 中国现代药物应用, 2015, 9 (4): 212 – 213.

[16] 李佰玲. 不同菊花的药理作用分析 [J]. 中国实用医药, 2012, 7 (36): 235 – 236.

[17] 李仁国. 柴胡有效成分及药理作用分析 [J]. 陕西中医, 2013, 34 (6): 750 – 751.

[18] 牛向荣. 柴胡药理作用研究概述 [J]. 中国药师, 2009, 12 (9): 1310 – 1312.

[19] 尹丽红, 李艳枫, 孟繁琳. 葛根的化学成分、药理作用和临床应用 [J]. 黑龙江医药, 2010, 23 (3): 371 – 373.

[20] 杨国君, 张龙生, 范礼理. 葛根素抗冠心病心绞痛疗效观察及对血栓素 A_2 和前列

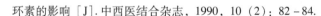

环素的影响 [J].中西医结合杂志，1990，10（2）：82-84.

[21] 范礼理，赵德化，赵敏崎，等．葛根黄酮抗心律失常作用 [J].1985，20（9）：647-651.

[22] 江志平，肖立中，徐新，等．葛根素对高血压病患者左室肥厚的影响 [J].实用心脑肺血管病杂志，2004，12（5）：260-262.

[23] 陈沪生，王培仁，邵建华．葛根素的降压效果及机理的研究 [J].山东医科大学学报，1987，25（3）：28-33.

[24] 董侃，陶谦民，夏强，等．葛根素的非内皮依赖性血管舒张作用机制 [J].中国中药杂志，2004（10）：56-59.

[25] 缪亚东，欧阳臻，袁斌．葛根、山楂、制首乌的提取物降血脂作用的研究 [J].现代中药与实践，2008，22（3）：27-29.

[26] 王金红，高尔，孙善明，等．乳化葛根素对高脂血症家兔模型调血脂和抗氧化作用 [J].潍坊医学院学报，2001，23（1）：6-8.

[27] 焦素芳，韩海东．决明子的化学成分与药理作用 [J].临床合理用药，2010，3（14）：81-82.

[28] 李续娥，郭宝江，曾志．决明子蛋白质、低聚糖及蒽醌苷降压作用的实验研究 [J].中草药，2003，34（9）：842-843.

[29] 张加雄，万丽，胡轶娟，等．决明子降血脂有效部位的研究 [J].时珍国医国药，2006，17（6）：904-905.

[30] 沈奇桂，朱寿民．决明子对实验性高胆固醇血症和动脉粥样硬化的抑制作用及其机理探讨 [J].浙江医科大学学报，1993，22（6）：246-249.

[31] 徐玉田．黄芩的化学成分及现代药理作用研究进展 [J].光明中医，2010，25（3）：544-545.

[32] 王腾，汪晶晶，甘文云，等．黄芩甙对大鼠心室肌细胞触发性心律失常的影响及其机制 [J].中国心脏起搏与心电生理杂志，2009，23（4）：343-346.

[33] 何晓山，周宁娜，林青，等．滇黄芩总黄酮抗心律失常作用的实验研究 [J].中国中药杂志，2010，35（4）：508-510.

[34] 黑爱连，孙颂三．黄芩甙对大鼠主动脉条收缩的影响 [J].首都医科大学学报，1997，18（2）：114-117.

[35] 雷燕妮．黄芩总黄酮对高血脂大鼠的降血脂作用研究 [J].动物医学进展，2014，35（7）：64-68.

[36] 马珺，吴晓冬．黄芩苷对动脉粥样硬化家兔的保护作用及其机制 [J].中国临床药理学与治疗学，2008，13（2）：188-194.

[37] 王玲玲．半枝莲治疗湿热内蕴型肝癌的机制研究 [D].长春：吉林大学，2008.

[38] 郑永红，韦晓瑜，龙继红．半枝莲的研究进展 [J].中草药，2010，41（8）：

1406 - 1408.

［39］董永彩，董雅洁，龚玉芳，等 . 半枝莲黄酮对去卵巢大鼠血脂水平的影响［J］. 中国医院药学杂志，2010，30（15）：1260 - 1263.

［40］查显庭 . 半枝莲总黄酮对 APOE 基因敲除小鼠动脉粥样硬化的影响及作用机制研究［D］. 扬州：扬州大学，2010.

［41］郗玉玲，赵英政，陈明，等 . 糖尿病小鼠免疫指数、胰腺线粒体自由基的变化及半枝莲黄酮的干预作用［J］. 实用临床医药杂志，2013，17（23）：1 - 4，11.

［42］刘婷，王晓妍，曹志群 . 半枝莲药理作用及临床应用研究进展［J］. 河南中医，2013，33（3）：424 - 426.

［43］阮金兰，赵钟祥，曾庆忠，等 . 赤芍化学成分和药理作用的研究进展［J］. 中国药理学通报，2003，19（9）：965 - 970.

［44］刘芬，王秋静，吕文伟，等 . 赤芍总甙对犬急性缺血心肌的保护作用［J］. 中国临床康复，2005，9（31）：136 - 138.

［45］黄海霞，莫晓燕，耿涛，等 . 赤芍总苷对培养乳鼠心肌细胞损伤的保护作用［J］. 生命科学研究，2005，9（2）：177 - 180.

［46］吴家斌，舒贵扬 . 赤芍801对肾病综合征患者血脂和血液流变学的影响［J］. 中药药理与临床，2001，17（1）：45 - 46.

［47］张璐，薛梅，马晓娟，等 . 赤芍川芎有效部位对兔动脉粥样硬化基质金属蛋白酶的影响［J］. 中国中西医结合杂志，2009，29（6）：514 - 518.

［48］姚旭，于文会 . 赤芍和川芎及其配伍对血瘀模型大鼠血液流变学影响［J］. 动物医学进展，2013，34（6）：120 - 122.

［49］李文，殷小杰，廖福龙，等 . 六种产地赤芍对大鼠抗凝血及抗血小板聚集作用的比较［J］. 中国实验方剂学杂志，2001，7（6）：30 - 31.

［50］易醒，黄丹菲，肖小年，等 . 泽泻的研究现状与展望［J］. 时珍国医国药，2007，18（2）：331 - 333.

［51］顾施健，吴娟，柳冬月，等 . 泽泻汤对小鼠血压作用的实验研究［J］. 时珍国医国药，2010，21（2）：272 - 273.

［52］郑虎占，董泽宏，佘靖 . 中药现代研究与应用：第4册［M］. 北京：学苑出版社，1998.

［53］刘金元，杨冬娣，张慧婕 . 加味泽泻汤对动脉粥样硬化模型大鼠的治疗作用［J］. 江苏中医药，2008，40（6）：86 - 88.

［54］张常青，秦为熹，齐治家 . 泽泻水溶性组分对血小板聚集和释放功能的影响［J］. 中药药理与临床，1985：129 - 130.

［55］石晶，王中孝，卢旭辉 . 山楂与泽泻抗血小板聚集的协同作用［J］. 中草药，1996，27（6）：350 - 352.

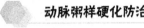

[56] 孙远南，冯健．茵陈蒿的化学成分与药理作用研究进展 [J].中国现代医生，2011，49（21）：12-14.

[57] 于永红，胡昌兴，孟卫星，等．茵陈、赤芍、三棱、淫羊霍对家兔实验性动脉粥样硬化病灶的消退作用及原癌基因 C-myc、C-fos、V-sis 表达的影响 [J].湖北民族学院学报（医学版），2001，18（2）：4-7.

[58] 费洪荣，陈剑钊，朱玉云．不同生长期茵陈水提物的耐缺氧作用 [J].泰山医学院学报，2007，28（9）：680-682.

[59] 孟繁钦，吴宜艳，雷涛，等．茵陈的药理作用及临床应用进展 [J].牡丹江医学院学报，2009，30（1）：46-48.

[60] 张喜云．虎杖的化学成分、药理作用与提取分离 [J].天津药学，1999，11（3）：13-14.

[61] 金春华，刘杰，黄绪亮，等．虎杖苷对心肌细胞收缩性的影响 [J].中国药理学通报，2000，16（4）：400-402.

[62] 金春华，赵克森，刘杰，等．虎杖贰对心肌细胞钙的调节作用 [J].中国病理生理杂志，2001，17（2）：128-130.

[63] 李笑宏，林建海．虎杖对血流动力学、血气及纤溶系统的影响 [J].上海医学，2001，24（10）：597-599.

[64] 李笑宏，林建海，焦文健．虎杖对缺氧性肺动脉高压动物血流动力学作用的研究 [J].宁夏医学杂志，2001，23（9）：515-517.

[65] 朱立贤，金征宇．白藜芦醇苷对高脂血症大鼠血脂代谢的影响及其抗氧化作用 [J].中成药，2006，28（2）：260-261.

[66] 陈鹏，杨丽川，雷伟亚，等．虎杖苷抗血栓形成作用的实验研究 [J].昆明医学院学报，2006（1）：10-12.

[67] 刘龙涛，吴敏，张文高，等．虎杖苷对颈动脉粥样硬化斑块稳定性的干预研究 [J].北京中医药，2009，28（3）：172-175.

[68] 孔晓华，周玲芝．中药虎杖的研究进展 [J].中医药导报，2009，15（5）：107-110.

[69] 刘连璞，单春文，柳息洪，等．虎杖4号对兔血小板超微结构的影响 [J].第一军医大学学报，1998，18（2）：105-107.

[70] 考玉萍，刘满军，袁秋贞．附子化学成分和药理作用 [J].陕西中医，2010，31（12）：1658-1660.

[71] 秦永刚，张美荣，张建平，等．不同蒸煮时间对附子强心作用及心脏毒性的影响 [J].2002，15（10）：618.

[72] 展海霞，彭成．附子与干姜配伍对心衰大鼠血流动力学的影响 [J].中药药理与临床，2006，22（1）：42-44.

［73］徐曒海，赵洪峰，徐雅娟，等．四川江油生附子强心成分的研究［J］．中草药，
　　　2004，35（9）：964－966.

［74］张梅，张艺，陈海红，等．附子抗心律失常有效组分研究［J］．时珍国医国药，
　　　2000，11（3）：193－194.

［75］牛彩琴，张团笑，徐厚谦，等．附子水煎剂对家兔离体主动脉血管舒张作用的研
　　　究［J］．中药药理与临床，2004，20（4）：23－25.

［76］卢传坚，欧明，王宁生．姜对心脑血管系统的药理作用［J］．中药新药与临床药
　　　理，2003，14（5）：356－360.

［77］许庆文，卢传坚，欧明，等．干姜提取物对兔急性心衰模型的保护和治疗作用
　　　［J］．中药新药与临床药理，2004，15（4）：244－247.

［78］周静，杨卫平，李应龙，等．干姜水煎液对急性心衰大鼠血流动力学的影响［J］．
　　　时珍国医国药，2011，22（11）：2694－2696.

［79］张明发，苏晓玲，沈雅琴．干姜现代药理研究概述［J］．中国中医药科技，1996，
　　　3（2）：46－49.

［80］许青媛，于利森，张小利，等．干姜及其主要成分的抗凝作用［J］．中国中药杂
　　　志，1991，16（2）：112－113.

［81］白燕，李晓玉，吴兆宇，等．陈皮的化学成分及药理作用研究［C］//中国药学
　　　会．2013年中国药学大会暨第十三届中国药师周论文集．北京：中国药学会，
　　　2013：4.

［82］欧立娟，刘启德．陈皮药理作用研究进展［J］．中国药房，2006，17（10）：
　　　787－789.

［83］沈明勤，叶其正，常复蓉．陈皮水溶性总生物碱的升血压作用量－效关系及药动
　　　学研究［J］．中国药学杂志，1997，32（2）：97－100.

［84］沈明勤，叶其正，常复蓉．陈皮注射剂对猫心脏血流动力学的影响［J］．中药材，
　　　1996，19（10）：517－520.

［85］欧仕益．橘皮苷的药理作用［J］．中药材，2002，36（7）：531－533.

［86］李辉，唐爱国，徐汉斌，等．枳实研究进展［J］．内蒙古民族大学学报，2011，17
　　　（5）：58－59.

［87］张霄潇，李正勇，马玉玲，等．中药枳实的研究进展［J］．中国中药杂志，2015，
　　　40（2）：185－190.

［88］吴立华，吉中强，纪文岩．枳实对急性冠脉综合征病人血管内皮功能及血小板活
　　　化的影响［J］．中西医结合心脑血管病杂志，2007，5（1）：5－7.

［89］吉中强，纪文岩，吴立华，等．枳实胶囊对急性冠脉综合征患者血栓前状态危险
　　　因子的影响［J］．中医杂志，2008，49（12）：1087－1089.

［90］陈修，黄倩霞，周铁军．枳实及其升压有效成分与多巴胺、多巴酚丁胺对心脏功

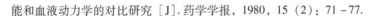

能和血液动力学的对比研究［J］.药学学报，1980，15（2）：71－77.

［91］吉中强，宋鲁卿，高晓昕，等.11种中药对大鼠血小板聚集和红细胞流变性的影响［J］.山东中医杂志，2000，19（2）：107－108.

［92］盛华刚.薤白的化学成分和药理作用研究进展［J］.药学研究，2013，32（1）：42－44.

［93］吴波，陈思维，曹虹，等.薤白提取物对心肌缺氧缺血及缺血再灌注心肌损伤的保护作用［J］.沈阳药科大学学报，2001，18（2）：131－133.

［94］冀召帅，吴以岭，贾振华，等.薤白对气滞型血管损伤COX-2和iNOS含量及相互作用的影响［J］.北京中医药大学学报，2008，31（12）：835－838，867－868.

［95］吴波，曹红，陈思维，等.薤白提取物对兔离体主动脉条的作用［J］.沈阳药科大学学报，2000，17（6）：447－449，455.

［96］孙文娟，赵珉，刘洁，等.保定、亳州、定州3产地长梗薤白提取物对实验性高脂血症家兔的脂质调节作用［J］.中风与神经疾病杂志，2002，19（5）：284－285.

［97］谢辉，许惠琴，李虹.薤白提取物对小鼠凝血时间及体内血栓形成的影响［J］.时珍国医国药，2004，15（12）：811－812.

［98］楼陆军，罗洁霞，高云.山楂的化学成分和药理作用研究概述［J］.中国药业，2014，23（3）：92－94.

［99］刘家兰，徐晓玉.山楂的药理作用研究进展［J］.中草药，2009，40（S1）：63－66.

［100］佚名.第一个研究山楂降压作用的随机临床试验证实山楂有降压作用［J］.中华高血压杂志，2006，14（12）：1031.

［101］谢伟华，孙超，刘淑敏.山楂黄酮对高脂血模型小鼠血脂及生脂基因转录表达的影响［J］.中国中药杂志，2009，34（2）：224－229.

［102］熊金萍，郭红卫，顾雪峰.山楂提取物对人体血脂影响的研究［J］.中国公共卫生，2004，20（12）：1469－1470.

［103］高东雁，刘健，李卫平，等.山楂叶总黄酮对大鼠心肌缺血性损伤的保护作用及机制研究［J］.中药药理与临床，2012，28（5）：64－66.

［104］刘春丽，张凤林，李明凯，等.山楂提取物对心肌缺血/再灌注损伤的保护作用［J］.心脏杂志，2006，18（2）：121－122，127.

［105］常翠青，陈吉棣.山楂对人血管内皮细胞的作用［J］.营养学报，2001，23（1）：58－61.

［106］韩淑燕，马旭，李海霞，等.三七总皂苷对大鼠心肌缺血的保护作用［J］.中国药理学与毒理学杂志，2012，26（4）：499－503.

［107］任小宇，孙桂波，张强，等.三七茎叶皂苷对大鼠离体心脏缺血/再灌注损伤的保护作用［J］.中国药理学通报，2012，28（1）：92－96.

［108］李林子，吕圭源，陈素红.三七叶总皂苷对高脂血症大鼠血脂、肝功能及脂质过

氧化的影响 [J].中国现代应用药学，2014，31（6）：662-666.

[109] 郑楚，杨冬业，徐勤，等.三七花总皂苷对动脉粥样硬化模型大鼠血脂及血液流变学影响 [J].中国实验方剂学杂志，2010，16（12）：162-164.

[110] 张海英，盛树东，薛洁.三七止血与抗血栓作用的实验研究 [J].新疆医科大学学报，2012，35（4）：487-490.

[111] 罗世江.三七止血与抗血栓作用的实验观察 [J].贵阳中医学院学报，2013，35（1）：260-261.

[112] 严辉，陈佩东，丁安伟.蒲黄的炮制及其化学成分、药理作用的研究进展 [J].江苏中医药，2005，26（1）：59-61.

[113] 王景祥，吕文伟，于静，等.蒲黄总黄酮对犬急性心肌缺血的保护作用 [J].中国实验方剂学杂志，2008，14（1）：39-42.

[114] 孙伟，马传学，陈才法.蒲黄醇提取物对家兔急性心肌缺血的保护作用 [J].江苏药学与临床研究，2003，11（1）：9-11.

[115] 敬美莲，刘毅，李景田，等.蒲黄抗实验性心律失常的研究 [J].中国实用医药，2008，3（25）：34-35.

[116] 龚正，龚亮，韩姣，等.蒲黄调节血脂及抗动脉粥样硬化的研究进展 [J].湖北中医药大学学报，2015，17（1）：116-118.

[117] 冯欣，刘凤鸣.蒲黄有机酸对家兔血小板聚集性的影响 [J].中国民间疗法，1999，（6）：48-49.

[118] 金玉青，洪远林，李建蕊，等.川芎的化学成分及药理作用研究进展 [J].中药与临床，2013，4（3）：44-48.

[119] 阮琴，季芳，王雅琴.川芎及川芎挥发油对牛蛙心脏活动的影响 [J].浙江师范大学学报（自然科学版），2003，26（2）：173-175.

[120] 梁日欣，肖永庆，高伟.川芎内酯A预处理对大鼠离体心脏缺血再灌注损伤的保护作用 [J].中药药理与临床，2004，20（6）：1-3.

[121] 高伟，梁日欣，肖永庆，等.川芎内酯A预处理对心肌微血管内皮细胞缺氧/复氧损伤保护作用及机制研究 [J].中国中药杂志 2007，32（2）：133-137.

[122] 任新瑜，阮秋蓉，朱大和，等.川芎嗪抑制血管紧张素Ⅱ诱导的平滑肌细胞 NF-κB 激活和骨形成蛋白-2表达降低 [J].生理学报，2007，59（3）：339-344.

[123] 张冬梅，秦英，吕浠滢，等.川芎嗪对血管紧张素Ⅱ诱导的大鼠心肌成纤维细胞增殖及Ⅰ型胶原合成的影响 [J].中西医结合学报，2009，7（3）：232-236.

[124] 余良主，李敏才，佘同辉，等.川芎嗪对血管紧张素Ⅱ诱导心肌细胞肥大的影响及其机制 [J].中国实验方剂学杂志，2013，19（20）：154-157.

[125] 阮秋蓉，瞿智玲，朱敏，等.川芎嗪对血管壁细胞血管细胞粘附分子1和单核细胞趋化蛋白1表达的作用及可能机制 [J].中国动脉硬化杂志，2006，14（7）：

560 - 564.

[126] 梅超南，曾瑾，张了云，等. 不同产地川芎对家兔血小板聚集、小鼠凝血功能及血瘀大鼠血液流变性的品质评价研究 [J]. 中药药理与临床，2014，30（2）：110 - 112.

[127] 张萍. 延胡索提取物治疗冠心病室性心律失常的机理研究 [D]. 北京：北京中医药大学，2012.

[128] 李荣. 延胡索碱及延胡索复方抗冠心病室性心律失常的实验与临床研究 [D]. 广州：广州中医药大学，2007.

[129] 孙世晓，夏学丽，苏晓悦，等. 延胡索总生物碱防治大鼠急性心肌缺血作用的实验研究 [J]. 中医药学报，2012，40（4）：45 - 49.

[130] 李玉山. 延胡索乙素的制备工艺及药理作用研究进展 [J]. 解放军药学学报，2013，29（5）：480 - 483.

[131] 梁爽林，陶宗铃. 脱氢延胡索治疗急性心肌梗塞临床观察 [J]. 天津中医，1989（4）：3 - 7.

[132] 杨娟. 延胡索乙素抗血栓作用及机制研究 [D]. 郑州：郑州大学，2013.

[133] 方露敏，黄真. 温郁金的研究进展 [J]. 中华中医药学刊，2008，26（9）：1998 - 2000.

[134] 翁金月，肖玉燕，张成川，等. 温郁金的化学成分及其研究近况 [J]. 实用药物与临床，2008，11（2）：105 - 106.

[135] 于冬青，邓华聪. 姜黄素对糖尿病大鼠糖、脂代谢及氧化应激的影响 [J] 重庆医学，2005，34（1）：37 - 39.

[136] 林梅瑟，杨德业，赵志光，等. 姜黄素对动脉粥样硬化兔血脂和血管内皮功能的影响 [J]. 心脑血管病防治，2007，7（2）：89 - 91.

[137] 沃兴德，洪行球，赵革平，等. 脂可平（姜黄素）对低密度脂蛋白和脂蛋白（a）代谢的影响 [J]. 中华医学信息导报，2005，20（22）：15.

[138] 蔡九妹，廖伟. 姜黄素在心血管疾病中应用的研究进展 [J]. 陕西医学杂志，2009，38（12）：1677 - 1679.

[139] 程虹，刘萍，王芳，等. 姜黄素对麻醉犬实验性心肌梗死的保护作用 [J]. 中药材，2006，29（11）：1210 - 1213.

[140] 万文珠，娄红祥. 没药的化学成分和药理作用 [J]. 国外医药（植物药分册），2005，20（6）：236 - 241.

[141] 金岚，金若敏. 新编中药药理与临床应用 [M]. 上海：上海科学技术文献出版社，1995.

[142] 蒋海峰，宿树兰，欧阳臻，等. 乳香、没药提取物及其配伍对血小板聚集与抗凝血酶活性的影响 [J]. 中国实验方剂学杂志 2011，17（19）：160 - 165.

[143] 徐丽君，黄光英. 丹参的化学成分及其药理作用研究概述 [J]. 中西医结合研究，2009，1（1）：45 – 48.

[144] 陆文铨，张国强，陈大贵，等. 丹参素对大鼠急性心肌缺血的保护作用 [J]. 药学实践杂志，2010，28（4）：279 – 282.

[145] 孙可青，徐长庆，王新一，等. 丹参素的抗心律失常作用及其电生理机制的研究 [J]. 中国中医药科技，2000，7（3）：171 – 172.

[146] 周代星，李智慧，占成业，等. 丹参酮ⅡA 抑制心肌细胞的纤维化 [J]. 中国组织工程研究，2013，17（20）：3715 – 3722.

[147] 陈昕琳，顾仁樾，章怡祎. 丹参多酚酸 B 对动脉粥样硬化大鼠炎症细胞因子的影响 [J]. 上海中医药大学学报，2011，25（1）：63 – 67.

[148] 朱海林，张大伟，孙隆儒，等. 白花丹参总酚酸提取物对大鼠血栓闭塞性脉管炎的影响 [J]. 中草药，2012，43（8）：1565 – 1569.

[149] 薛洁，谢梅林，顾振纶. 丹参提取物调脂作用机制 [J]. 江苏医药，2006，32（8）：752 – 754.

[150] 陈娟，邓军，张宇燕，等. 丹参素对高脂血症大鼠脂代谢调节机制研究 [J]. 中国中药杂志，2015，40（2）：313 – 317.

[151] 徐如英，童树洪. 红花的化学成分及药理作用研究进展 [J]. 中国药业，2010，19（20）：86 – 87.

[152] 施峰，刘焱文. 红花的化学成分及药理研究进展 [J]. 时珍国医国药，2006，17（9）：1666 – 1667.

[153] 张媛，陈晨，刘倩，等. 红花黄色素对急性心肌缺血大鼠的保护作用 [J]. 中国实验方剂学杂志，2012，18（6）：282 – 284.

[154] 齐越，秦文艳，宋达夫，等. 红花黄色素抗大鼠急性心肌缺血研究 [J]. 中药药理与临床，2012，28（5）：21 – 23.

[155] 陈铎葆. 红花总黄素对实验性心肌缺血模型冠脉流量及血流动力学的影响 [J]. 时珍国医国药，2005，16（9）：828 – 829.

[156] 沈祥春，钱之玉. 西红花酸对压力超负荷致心肌肥厚大鼠的 ATPase 及胶原的影响 [J]. 中草药，2003，34（6）：534 – 537.

[157] 张宏宇，陈沫，熊文激. 红花黄色素抗血栓和降血脂作用的实验研究 [J]. 中国实验诊断学，2010，14（7）：1028 – 1031.

[158] 袁红梅，陈图刚，温宁笑，等. 红花黄色素对急性冠脉综合征患者内皮祖细胞数量及血清 TNF-α、IL-6 的影响 [J]. 时珍国医国药，2014，25（7）：1618 – 1619.

[159] 成龙，梁日欣，杨滨，等. 红花提取物对高脂血症大鼠降脂和抗氧化的实验研究 [J]. 中国实验方剂学杂志，2006，12（9）：25 – 27.

[160] 李锟，王树真，李乐，等. 益母草的化学成分和药理作用研究进展 [J]. 广东化

工，2014，41（2）：54-55.

[161] 李素云，姜水印，卫洪昌，等.益母草生物碱和黄酮成分抗大鼠心肌缺血药效学研究［J］.上海中医药大学学报，2006，20（1）：61-63.

[162] 章忱，顾燕频，袁宝萍，等.益母草水提物对异丙肾上腺素致大鼠心肌重构的影响［J］.中药材，2011，34（9）：1399-1402.

[163] 陈少如，陈穗，郑鸿翔，等.益母草治疗心肌缺血或再灌注损伤及其机制研究［J］.微循环学，2001，11（4）：16-19.

[164] 陈穗，陈韩秋，陈晴晖，等.益母草注射液对大鼠心肌缺血再灌注时心律失常的保护作用［J］.汕头大学医学院学报，1999，12（3）：9-10.

[165] 丁伯平，熊莺，徐朝阳，等.益母草碱对急性血瘀证大鼠血液流变学的影响［J］.中国中医药科技，2004，11（1）：36-37.

[166] 尹俊，王鸿利.益母草对心肌缺血大鼠血液流变学及血栓形成的影响［J］.血栓与止血学，2001，7（1）：13-15.

[167] 钱海兵，徐玉平，罗魁.益母草碱对实验性高脂血症大鼠的降脂作用［J］.华西药学杂志，2012，27（5）：528-530.

[168] 王新胜，吴启南，陈广云，等.三棱化学成分与质量评价的研究进展［J］.中国药房，2013，24（15）：1417-1420.

[169] 陈耀祖，薛敦渊，李海泉，等.三棱挥发油化学成分研究［J］.药物分析杂志，1988，8（5）：270.

[170] 张淑运.三棱化学成分研究［J］.中国中药杂志，1995，20（8）：486-487，513.

[171] SHIROTA O，SEKITA S，SATAKE M，et al. Chemical constituents of Chinese Folk Medicine "Sân Léng"，Spaganium stoloniferum［J］. Journal of Natural Products，1996，59（3）：242-245.

[172] SHIROTA O，SEKITA S，SATAKE M. Two phenylpropanoid glycosides from Sparganium stoloniferum［J］. Phytochemistry，1997，44（4）：695-698.

[173] 张卫东，王永红，秦路平，等.中药三棱中新的甾体皂甙［J］.第二军医大学学报，1996，17（2）：174-176.

[174] 汪洪武，刘艳清，王谷，等.原子吸收法测定不同产地三棱中16种微量元素的质量浓度［J］.精细化工，2009，26（6）：542-545.

[175] 王序，韩桂秋，李荣芷，等.现代生物分析法对常用中药的筛选研究［J］.北京医科大学学报，1986，18（1）：31-36.

[176] 于永红，孟卫星，张国安，等.茵陈、赤芍、三棱、淫羊藿对培养的兔动脉平滑肌细胞增殖的抑制作用［J］.湖北民族学院学报（医学版），1999，16（2）：1-3.

[177] 陆兔林，吴玉兰，邱鲁婴，等.三棱炮制品提取物抗血小板聚集及抗血栓作用研

究 [J].中成药, 1999, 21 (10): 511 - 513.

[178] 毛淑杰, 王素芬, 李文, 等. 三棱不同炮制品抗血小板聚集及对凝血时间的影响 [J].中国中药杂志, 1998, 23 (10): 604 - 605.

[179] 党春兰, 辛小南. 三棱对家兔血液流变学的影响 [J].河南医科大学学报, 1996, 21 (3): 31 - 32.

[180] 刘玉梅, 章军, 匙峰, 等. 水蛭化学成分研究进展 [J].中国中医药信息杂志, 2011, 18 (12): 108 - 110.

[181] 袁红霞, 张莉芹, 马瑾, 等. 水蛭药用成分及主要药理功效研究进展 [J].甘肃医药, 2013, 32 (4): 270 - 273.

[182] 李艳玲, 黄荣清. 水蛭抗凝血作用实验研究及化学成分分析 [J].中兽医医药杂志, 2010, 29 (1): 7 - 10.

[183] 刘应柯, 程鹏, 王文华, 等. 水蛭粉与煎剂对老龄自发性高血压大鼠血压血脂及血流动力学的影响 [J].解放军药学学报, 2003, 19 (6): 441 - 443.

[184] 王宏涛, 李春志, 肖顺林, 等. 水蛭乙醇提取物对大鼠血脂和一氧化氮及其合酶影响 [J].中国现代医药杂志, 2008, 10 (5): 24 - 26.

[185] 高丽娟, 高娟, 胡耀红, 等. 水蛭粉对高脂血症大鼠动脉粥样硬化形成过程的干预机制 [J].中成药, 2014, 36 (9): 1962 - 1965.

[186] 王新胜, 吴艳芳, 马军营, 等. 半夏化学成分和药理作用研究 [J].齐鲁药事, 2008, 27 (2): 101 - 103.

[187] 滕守志, 王桂照, 傅世英, 等. 半夏浸剂抗心律失常作用的实验研究 I (摘要) [J].中华心血管杂志, 1983, 11 (2): 103.

[188] 滕守志, 韩太云, 王桂照, 等. 中药半夏提取物抗心律失常作用的实验研究 (摘要) [J].哈尔滨医科大学学报, 1985 (3): 75.

[189] 高学敏. 中药学 [M].2 版. 北京: 中国中医药出版社, 2007.

[190] 巢志茂, 何波, 敖平. 瓜蒌的化学成分研究进展 [J].国外医学 (中医药分册), 1998, 20 (2): 7 - 10.

[191] 吴波, 曹红, 陈思维, 等. 瓜蒌提取物对缺血缺氧及缺血后再灌注损伤心肌的保护作用 [J].沈阳药科大学学报, 2000, 1 (6): 450 - 451, 465.

[192] 孙娟, 赵启韬, 黄臻辉, 等. 瓜蒌皮对急性心肌缺血大鼠的保护作用 [J].中药药理与临床, 2013, 29 (3): 114 - 116.

[193] 吴波, 王敏伟, 陈思维, 等. 瓜蒌提取物对离体家兔胸主动脉条收缩的影响 [J].沈阳药科大学学报, 1999, 16 (1): 24 - 27.

[194] 莫尚武, 吴玉蓉, 杨涛, 等. 瓜蒌皮提取物对大鼠主动脉 Ca^{2+} 内流的影响 [J].四川大学学报 (自然科学版), 1999, 36 (2): 328 - 331.

[195] 王冬梅, 代世元, 芦丽莉, 等. 瓜蒌皮提取物对大鼠动脉粥样硬化保护作用的实

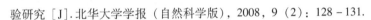

验研究 [J].北华大学学报（自然科学版），2008，9（2）：128 – 131.

[196] 肇启春.瓜蒌皮注射液对血瘀证模型大鼠血液流变学及血管内皮素的影响 [D].
大连：大连医科大学，2007.

[197] 王妍，贡济宇.葶苈子的化学成分及药理作用研究 [J].长春中医药大学学报，
2008，24（1）：39 – 40.

[198] 郭娟，陈长勋，沈云辉.葶苈子水提液对动物实验性心室重构的影响 [J].中草
药，2007，38（10）：1519 – 1523.

[199] 郭娟，陈长勋，顾伟梁，等.葶苈子水提液对压力负荷大鼠左室心肌及心肌血管
周围胶原的影响 [J].中国中药杂志，2008，33（3）：284 – 287.

[200] 吴晓玲，杨裕忠，黄东亮.葶苈子水提物对狗左心室功能的作用 [J].中药材，
1998，21（5）：243 – 245.

[201] 刘忠良.南葶苈子提取物调血脂作用的实验研究 [J].药学实践杂志，2000，18
（1）：15 – 17.

[202] 谭云龙，孙晖，孙文军，等.酸枣仁化学成分及其药理作用研究进展 [J].时珍
国医国药，2014，25（1）：186 – 188.

[203] 黄宜生，贾钰华，孙学刚，等.酸枣仁皂苷 A 对缺血再灌注损伤大鼠心律失常及
Bcl-2 和 Bax 表达的影响 [J].中药新药与临床药理，2011，22（1）：51 – 54.

[204] 黄宜生，糜小英，熊纭辉.酸枣仁总皂苷对缺血再灌注损伤大鼠心律失常的影响
及其机制 [J].内蒙古中医药，2013，32（17）：45 – 46.

[205] 张典，袁秉祥，孙红.酸枣仁总皂甙对原发性高血压大鼠的降压作用 [J].西安
交通大学学报（医学版），2003，24（1）：59 – 60.

[206] 吴玉兰.酸枣仁炮制品中总皂苷对高脂血症大鼠实验动物模型的影响 [J].江苏
中医药，2004，25（5）：55 – 57.

[207] 袁秉祥，李庆.酸枣仁总皂甙对大鼠血脂和血脂蛋白胆固醇的影响 [J].中国药
理学通报，1990，6（1）：34 – 36.

[208] 卢军，芦霜.柏子仁研究进展 [J].辽宁中医药大学学报，2013，15（3）：
274 – 250.

[209] 杨道正.柏子养心丸治愈变异型心绞痛案 [J].江苏中医，1990（3）：18.

[210] 陈龙，杜力军，丁怡，等.罗布麻花化学成分研究 [J].中国中药杂志，2005，
30（17）：1340 – 1342.

[211] 侯晋军，韩利文，杨官娥，等.罗布麻叶化学成分和药理活性研究进展 [J].中
草药，2006，37（10）：附7 – 附9.

[212] 薛华茂，钱学射，张卫明，等.罗布麻的化学成分研究进展 [J].中国野生植物
资源，2005，24（4）：6 – 8，12.

[213] 付剑江，王曦聆，吕红，等.罗布麻叶提取物的抗高血压作用及其机制研究

［J］.中国实验方剂学杂志，2013，19（7）：159－164.

［214］李芝，王超云，张树平，等.罗布麻叶总黄酮对高脂高盐大鼠高血压的影响及其分子机制［J］.中草药，2012，43（3）：540－545.

［215］郝旭亮.罗布麻总黄酮抗血栓作用物质基础及抗人脐静脉血管内皮细胞凋亡作用机理研究［D］.太原：山西医科大学，2009.

［216］张素琼，燕虹，李青山.罗布麻叶有效部位降血脂及抗动脉粥样硬化的研究［J］.中西医结合心脑血管病杂志，2007，5（9）：831－832.

［217］马赛，刘洪章.人参的研究及展望［J］.北方园艺，2013（15）：205－207.

［218］唐泽耀，唐田田，汤玉仪，等.人参茎叶皂苷对实验性小鼠心电改变及死亡时间的影响［J］.实验动物科学，2009，26（4）：4－7.

［219］陆文娟，周婧，马宏跃，等.黄芪甲苷、人参总皂苷和西洋参总皂苷对蟾酥致小鼠心律失常的影响［J］.南京中医药大学学报，2012，28（1）：61－64.

［220］李朋，刘正湘.人参皂苷 Rb-1 对急性心肌梗死大鼠心室重构的影响［J］.实用心脑肺血管病杂志，2006，14（2）：118－121.

［221］何小溪，曲绍春，于晓风，等.人参果皂苷对急性心肌梗塞犬血流动力学的影响［J］.吉林大学学报（医学版），2008，34（2）：204－208.

［222］徐云凤，赵雨，幺宝金，等.人参蛋白对高脂血症模型大鼠的降血脂作用［J］.中药新药与临床药理，2011，22（2）：138－141.

［223］田建明，宋丽晶，李浩，等.人参皂苷 Rg-2 对大鼠体内血栓形成及血小板聚集的影响［J］.上海中医药杂志，2009，43（11）：79－80.

［224］华声瑜，曲凤，陈丽平，等.人参皂苷 Rg1 对血小板聚集及环磷腺苷的影响［J］.天津中医药大学学报，2012，31（1）：31－33.

［225］陈国辉，黄文凤.黄芪的化学成分及药理作用研究进展［J］.中国新药杂志，2008，17（17）：1482－1485.

［226］周吉燕，樊懿，孔建龙，等.黄芪中不同提取成分对在体大鼠心肌缺血－再灌注损伤的心功能影响［J］.中国中药杂志，2000，25（5）：300－302.

［227］王小燕，景桂霞.黄芪预处理对家兔心肌缺血再灌注后心肌线粒体结构及功能的影响［J］.西安交通大学学报（医学版），2008，29（3）：329－332.

［228］冯国清，秦晓晨，刘洁，等.黄芪对大鼠心肌缺血再灌注损伤的防护作用［J］.中药药理与临床，1997，13（3）：27－29.

［229］赵明，于影，邵慧杰，等.黄芪总黄酮对大鼠实验性心律失常的保护作用［J］.中国心血管病研究，2007，5（12）：918－919.

［230］丁继军，章同华，沈茜.黄芪皂甙对小鼠柯萨奇 B_3 病毒性心肌炎的治疗作用［J］.第二军医大学学报，1999，20（9）：666－668.

［231］王玉敏，马琰岩，高俊虹，等.黄芪总提物及其有效成分改善阿霉素致心衰的研

究［J］.中国实验方剂学杂志，2012，18（7）：208－212.

［232］苏丹，严浩然，张蓓蓓，等.黄芪对慢性心衰大鼠心功能及心肌肌浆网钙泵基因表达的影响［J］.中药材，2009，32（1）：85－88.

［233］陈治奎，胡申江，孙坚，等.黄芪对自发性高血压大鼠血压的急性效应［J］.中国实验诊断学，2003，7（5）：403－405.

［234］陈治奎，胡申江，夏强，等.黄芪对自发性高血压大鼠的抗高血压效应及其机制的初步研究［J］.中国实验诊断学，2008，12（6）：705－710.

［235］金光显，张学武.黄芪对高脂血症小鼠血脂及脂质过氧化的影响［J］.延边大学医学学报，2006，29（3）：178－180.

［236］尹俊青，宋淑珍，田亚平，等.黄芪多糖对健康人群血脂水平的干预效应［J］.中国临床康复，2005，9（31）：160－161.

［237］魏毅，刘婷婷，林婷婷，等.黄芪多糖及其与白芍总苷协同对兔血小板聚集功能的影响［J］.中国临床药理学与治疗学，2005，10（8）：932－934.

［238］王志睿，林敬明，张忠义.刺五加化学成分与药理研究进展［J］.中药材，2003，26（8）：603－606.

［239］孔羽，徐峰，余振球.刺五加苷预适应对大鼠心肌缺血再灌注损伤的保护作用［J］.中国全科医学，2009，12（4）：292－294.

［240］梁启明，曲绍春，于晓风，等.刺五加叶皂苷B对急性心肌梗死大鼠的保护作用［J］.中草药，2010，41（3）：444－447.

［241］曹霞，高宇飞，李红，等.人参、西洋参及刺五加皂甙对离体工作心脏作用的对比研究［J］.白求恩医科大学学报，2001，27（3）：246－248.

［242］叶秋荣，钟玲，杨延秀，等.刺五加对心功能、血流动力学及强心甙毒性的影响［J］，暨南大学学报（自然科学与医学版），1989（4）：21－25.

［243］吴宗群，王艳.绞股蓝的化学成份和药理作用研究现状［J］.中华全科医学2011，9（1）：116－117.

［244］李乐，孙晓东，高小利，等.绞股蓝总黄酮对犬急性缺血心肌的保护作用［J］.中国病理生理杂志，2008，24（2）：389－389，392.

［245］刘爱英，金辉，岳海波，等.犬心肌缺血后脂质过氧化损伤及绞股蓝总皂甙的干预效应［J］.中国老年学杂志，2013，33（15）：3657－3659.

［246］张芳，李莘田.绞股蓝皂甙对实验性大鼠心肌缺血心脏收缩功能的保护作用［J］.山东医科大学学报，1999，37（1）：31－32.

［247］梁小辉，李伟健，陈文朴，等.绞股蓝总皂苷对实验性高血压大鼠的降压作用的研究［J］.时珍国医国药，2012，23（10）：2417－2419.

［248］沈楠，许文频，李敏，等.绞股蓝皂苷对高脂血症大鼠脂代谢的影响［J］.中西医结合心脑血管病杂志，2011，9（9）：1081－1083.

[249] 张小丽, 刘珍, 朱自平, 等. 绞股蓝总皂苷对体内外血栓及凝血功能的影响 [J]. 华西药学杂志, 1999, 14 (6): 335 - 337.

[250] 董晓晖. 绞股蓝总贰与乙酰水杨酸对血小板聚集和血栓形成的影响 [J]. 济宁医学院学报, 2006, 29 (3): 47 - 48.

[251] 张明月, 石进校. 淫羊藿属植物研究进展 [J]. 吉首大学学报 (自然科学版), 2009, 30 (1): 107 - 113.

[252] 潘志伟, 王秋娟, 杨涓, 等. 淫羊藿苷对异丙肾上腺素致大鼠急性心肌缺血的影响 [J]. 中国药理学通报, 2007, 35 (5): 622 - 625.

[253] 郭英, 谢建平, 曾博程, 等. 淫羊藿提取物对大鼠急性心肌缺血的影响 [J]. 华西药学杂志, 2005, 20 (1): 44 - 45.

[254] 张丽梅, 杨竞, 李意奇, 等. 淫羊藿苷抑制 TGF-β1/Smad2 信号通路改善压力超负荷所致的大鼠心肌纤维化 [J]. 中国药理学通报, 2013, 29 (10): 1422 - 1425.

[255] 何航, 沈晓君, 冯黎. 淫羊藿苷对动脉粥样硬化兔动脉内皮细胞损伤的保护作用 [J]. 中医研究, 2009, 22 (12): 15 - 17.

[256] 潘志伟, 王秋娟, 徐静, 等. 淫羊藿苷对大鼠离体心脏的作用及对血液流变学的影响 [J]. 中国药科大学学报, 2007, 38 (5): 429 - 432.

[257] 叶士勇, 曾春来, 向贻佳, 等. 淫羊藿苷对血小板活化的影响及其分子机制的研究 [J]. 浙江中医杂志, 2013, 48 (8): 609 - 611.

[258] 李靳, 张长城, 杨莉, 等. 淫羊藿总黄酮对 D - 半乳糖致 H9c2 细胞衰老的保护作用研究 [J]. 中药材, 2014, 37 (12): 2255 - 2258.

[259] 刘汇波, 邢善田. 淫羊藿黄酮对抗小鼠 D - 半乳糖衰老模型的研究 [J]. 中药药理与临床, 1990, 6 (2): 18 - 20.

[260] 冯学花, 梁肖蕾. 当归化学成分与药理作用的研究进展 [J]. 广州化工, 2012, 40 (22): 16 - 18.

[261] 刘雪东, 李伟东, 蔡宝昌. 当归化学成分及对心脑血管系统作用研究进展 [J]. 南京中医药大学学报, 2010, 26 (2): 155 - 157.

[262] 李曦, 张丽宏, 王晓晓, 等. 当归化学成分及药理作用研究进展 [J]. 中药材, 2013, 36 (6): 1023 - 1028.

[263] 宋敏, 黎七雄. 当归提取物对急性心肌梗死大鼠的保护作用 [J]. 医药导报, 2009, 28 (10): 1251 - 1253.

[264] 上官海娟, 徐江, 官洪山, 等. 当归对心肌梗死后心肌细胞凋亡和心室重构的影响 [J]. 中国中西医结合急救杂志, 2008, 15 (1): 39 - 44, 65.

[265] 金香子. 当归对缺氧培养心肌细胞保护作用的实验研究 [J]. 时珍国医国药, 2008, 19 (12): 3058 - 3059.

[266] 黄伟晖, 宋纯清. 当归的化学和药理学研究进展 [J]. 中国中药杂志, 2001, 26

（3）：147 – 151，155.

[267] 杨长春，马增春. 黄芪、当归对血管内皮细胞纤溶酶原激活物抑制剂 – 1 的影响 [J].第三军医大学学报，2010，32（11）：1149 – 1151.

[268] 毕方杰，张虎，胡健. 梓醇对异丙肾上腺素诱导的大鼠心肌损伤的保护作用及机制研究 [J].中国医科大学学报，2013，42（3）：244 – 248.

[269] 梁爱华，薛宝云，王金华，等. 鲜地黄与干地黄止血和免疫作用比较研究 [J].中国中药杂志，1999，24（11）：663 – 666.

[270] 王文，蔡雪珠，黄一平，等. 地黄提取物对大鼠血液流变性、凝固性和纤溶活性的影响 [C] //第六次全国中西医结合血瘀证及活血化瘀研究学术大会论文集，延吉：2005.

[271] 仝国辉，张懿，谭壮生. 地黄寡糖对实验性高血糖小鼠糖脂代谢的影响 [J].毒理学杂志，2011，25（2）：117 – 119.

[272] 龚彦胜，张亚囡，黄伟，等. 与功效、毒性相关的何首乌化学成分研究进展 [J].中国药物警戒，2012，9（8）：472 – 475.

[273] 姜金奇，周忠光，贾博宇. 何首乌水提物对大鼠心肌缺血模型血清中 SOD、MDA 和 GSH-Px 的影响 [J].中医药信息，2013，30（6）：28 – 29.

[274] 王旻晨，吴开云，杨亚安. 何首乌提取物对内皮细胞 T-AOC、LPO、NO、SOD 代谢的影响 [J].中国现代医药杂志，2005，7（1）：34 – 36.

[275] 张又枝，杨文哲，吕中明，等. 二苯乙烯苷对大鼠血栓形成及血液流变学的影响 [J].时珍国医国药，2009，20（11）：2777 – 2778.

[276] 方微，秦彦文，王绿娅，等. 何首乌总苷调血脂、抗氧化的实验研究 [J].中国药物应用与监测，2005（1）：48 – 51.

[277] 黄光辉，孙连娜. 麦冬多糖的研究进展 [J].现代药物与临床，2012，27（5）：523 – 529.

[278] 马艳春，朱丹妮，余伯阳. 麦冬水提物抗急性心肌缺血活性部位的初步筛选 [J].时珍国医国药，2013，24（3）：561 – 563.

[279] 郑琴，冯怡，徐德生，等. 麦冬多糖 MDG-1 对鼠实验性心肌缺血的保护作用 [J].中国中西医结合杂志，2007，27（12）：1116 – 1120.

[280] 莫正纪，江光池，冉兰，等. 麦冬有效成份的药理研究 [J].华西药学杂志，1991，6（1）：13 – 15.

[281] 范俊，张小燕，龚婕宁，等. 麦冬正丁醇提取部位对血管内皮细胞损伤的影响 [J].中医药学刊，2006，24（5）：816 – 817.

[282] 杜国成. 五味子化学成分及药理研究进展 [J].中国医药科学，2011，10（1）：32 – 33.

[283] 曾祥国，许志奇，彭国瑞，等. 五味子对家兔心血管酶组化的药理作用研究

　　　　［J］.四川中医，1990（4）：10－12.

［284］蒋仕丽，章蕴毅，陈道峰.异型南五味子丁素、五味子酚和（＋）－安五脂素对血小板聚集的影响［J］.复旦学报（医学版），2005，32（4）：467－470，478.

［285］王纪岗.炙甘草汤联合美托洛尔治疗冠状动脉粥样硬化性心脏病心律失常45例［J］.河南中医，2014，34（3）：418－419.

［286］李润生，李大勇，陈文娜，等.桃红四物汤调节血管内皮细胞功能及治疗动脉硬化闭塞症的实验研究［J］.中国中西医结合杂志，2014，34（2）：191－196.

［287］秦臻，黄水清.当归补血汤对动脉粥样硬化兔内皮祖细胞及血清VEGF、SDF-1的影响［J］.中国病理生理杂志，2012，28（2）：211－215.

［288］黄河清，吴伟康.四逆汤抗实验性动脉粥样硬化的作用及其机制［J］.中国动脉硬化杂志，2000，8（4）：302－304.

［289］马清华，尹忠理，张云芬.柴胡加龙骨牡蛎汤治疗冠心病室性早搏临床研究［J］.山东中医杂志，2014，33（5）：366－367.

［290］魏慧渊，陈浩，苏伟，等.枳实薤白桂枝汤治疗不稳定型心绞痛30例［J］.中国中医急症，2011，20（3）：462－463.

［291］王剑，黄水清，徐志伟.瓜蒌薤白半夏汤对兔动脉粥样硬化模型主动脉蛋白聚糖的作用［J］.中国动脉硬化杂志，2008，16（4）：290－292.

［292］王琴，朱浩，王璇，等.半夏白术天麻汤治疗颈动脉粥样硬化斑块疗效观察［J］.现代中西医结合杂志，2007，16（13）：1752－1753.

［293］杨梅，王东生，毛晓健.茵陈五苓散对动脉粥样硬化大鼠血液流变学及细胞凋亡的影响［J］.新中医，2006，38（11）：84－86.

［294］黄艳.苓桂术甘汤合参麦饮加减治疗冠状动脉粥样硬化性心脏病心肌缺血疗效观察［J］.吉林医学，2011，32（9）：1762.

［295］谢鸣，杨卫红，刘月.小柴胡汤对高脂血症性模型大鼠的作用观察［J］.浙江中医药大学学报，2010，34（1）：54－55，57.

［296］马洪玲.逍遥散加减治疗高脂血症50例［J］.山东中医杂志，2001，20（7）：402.

［297］耿兆辉，寿保栋，刘辉，等.血府逐瘀汤对动脉粥样硬化大鼠血脂及血管活性物质的影响［J］.河北大学学报（自然科学版），2011，31（3）：304－308.

［298］张红珍，陈燕清，耿艳军.动脉粥样化模型大鼠主动脉血管细胞黏附分子1 mRNA表达与补阳还五汤的干预［J］.中国组织工程研究，2012，16（15）：2776－2779.

［299］潘成轩.失笑散加味治疗冠状动脉粥样硬化性心脏病不稳定性心绞痛36例［J］.河南中医，2013，33（9）：1451－1452.

［300］黄政德，张玉生，葛金文.加味丹参饮对家兔动脉粥样硬化形成影响的研究［J］.湖南中医学院学报，2002，22（4）：4－6，20.

[301] 桑文凤，桑桂梅，赵习德．黄连解毒汤对冠心病患者颈总动脉粥样硬化斑块及炎症因子的影响［J］．中药材，2014，37（2）：356-358.

[302] 吴智春．《金匮要略》泻心汤对实验性动脉粥样硬化大鼠主动脉细胞凋亡的影响及其机制研究［J］．山东中医药大学学报，2003，27（3）：205-208.

[303] 王佩军，艾悦海，魏永传，等．葛根芩连汤加减对颈动脉粥样硬化斑块的临床研究［J］．中国医学创新，2014，11（28）：19-21.

[304] 李琼，杨玉彬，罗汉川．镇肝熄风汤对实验性绝经后动脉粥样硬化大鼠血管内皮作用的实验研究［J］．中药材，2008，31（7）：1052-1054.

[305] 周培娟，王乐，王爱成，等．针刺治疗下肢动脉硬化闭塞症取穴规律分析［J］．河南中医，2015，35（3）：620-622.

[306] 王占奎，王伟志，傅立新，等．针灸对颈动脉粥样硬化患者颈动脉形态学和动力学的影响［J］．上海针灸杂志，2005（6）：8-11.

[307] 殷春，杜宇征．针刺人迎穴为主对原发性高血压降压效应观察［J］．中国针灸，2012，32（9）：776-778.

[308] 侯加运．针刺人迎联合刺络对脑梗塞肩手综合征的临床研究［D］．广州：广州中医药大学，2011.

[309] 周利，万文俊，刘灵光，等．电针"丰隆"穴对高脂血症大鼠NO、ET及CGRP的影响［J］．中国针灸，2008，28（1）：57-60.

[310] 王伟志，王占奎，赵建国，等．针灸对缺血性脑血管病颈动脉粥样硬化患者血脂、血流变、LPO和SOD、ET和CGRP的影响［J］．上海针灸杂志，2005（7）：19-23.

[311] 孙国超，孙伊平．内关穴治疗心脏疾病的临床应用文献综述［J］．中国民康医学，2012，24（22）：2780-2781.

[312] 何冬凤．基于数据挖掘技术分析针灸治疗冠心病心绞痛的经穴运用规律［D］．成都：成都中医药大学，2013.

[313] 刁利红，严洁．针灸治疗冠心病心肌缺血临床研究概况［J］．湖南中医学院学报，2004（4）：59-61.

[314] 刘智艳，姚小红．耳针疗法作用机理研究进展［J］．针灸临床杂志，2005（4）：62-63.

[315] 李桂兰，郭义，陈泽林，等．国家标准《针灸技术操作规范第3部分：耳针》的若干问题研讨［J］．中国针灸，2009，25（9）：752-754.

[316] 陈雷，周丹，胡雯雯，等．耳针穴位的取穴标准及依据［J］．吉林中医药，2009，29（2）：148-149.

[317] 杨卉．耳针疗法作用机理的研究进展［J］．湖北中医药大学学报，2011，13（2）：65-67.

［318］黄佳玮. 耳穴贴压疗法对痰浊瘀阻型高脂血症的康复疗效观察 ［D］.南京：南京中医药大学，2009.

［319］肖俊芳. 背俞穴埋线加耳针治疗高脂血症临床研究 ［J］.中国针灸，2004（7）：26 – 28.

［320］李艳芬，庄礼兴，朱晓平. 穴位埋线治疗高脂血症的临床研究 ［J］.辽宁中医杂志，2011，38（1）：142 – 146.

［321］胡培佳. 穴位埋线治疗单纯性肥胖症并发血脂异常的临床研究 ［D］.合肥：安徽中医药大学，2014.

［322］王晓燕. 穴位埋线疗法治疗肥胖症及对胰岛素、血脂影响的临床研究 ［D］.济南：山东中医药大学，2006.

［323］金恒. 埋线丰隆穴治疗高脂血症的临床与实验研究 ［D］.武汉：湖北中医药大学，2012.

［324］宋绍林，陈桂玲，李金星，等. 药浴治疗冠心病疗效观察 ［J］.中华理疗杂志，2001（4）：48 – 49.

［325］迟玉花. 膻中、中脘穴位埋线对缺血性心脏病患者心电图 QT 间期离散度的观察 ［D］.济南：山东中医药大学，2008.

［326］薛殿凯. 指压疗法缓解冠心病症状 ［J］.中华养生保健，2007（2）：22.

［327］金珠日，陈小平. 金氏降脂浴液散对高血压病及高脂血症的疗效观察 ［J］.现代中西医结合杂志，2003（23）：2529.

［328］郭大洋. 药浴治疗高血压病和高血脂症 59 例 ［J］.辽宁医学杂志，2001（6）：324.

［329］龚超奇，马武芝，付金梅. 联合中药浴足治疗高血压病的临床研究 ［J］.现代中西医结合杂志，2013，22（26）：2904 – 2905.

第三章 动脉粥样硬化饮食疗法

动脉粥样硬化绝非一朝一夕之过，与长期饮食失调、脾失健运、五志所伤、情志失调关系密切。清代医家王孟英说："食疗药极简易，性最平和，味不恶劣，易办易服。"合理饮食对防治动脉粥样硬化是非常重要的，而食物有寒热温凉四性、酸苦甘辛咸五味，其性能和作用各不相同。因此在进行饮食调养时，最好以中医理论为指导，根据患者的特点，在辨证的基础上合理选择膳食，以满足患者的不同需求，切勿盲目乱用。

第一节 动脉粥样硬化患者饮食调养基本原则

动脉粥样硬化患者饮食调养有以下基本原则。

（1）合理饮食，均衡营养：控制食物总热量，防止超重。提倡少食多餐，每日"三四五顿、七八成饱"。忌偏食、挑食、盲目节食。

（2）低盐、适量饮酒：每日摄入低于 6 g 盐，警惕隐性食盐的摄入，如咸菜、味精、酱油等。每日饮酒量：40°白酒 30 mL 以下、葡萄酒 100 mL 以下。

（3）多吃抗衰老食物：能保持动脉血管"年轻"、富有弹性的抗衰老食物包括：苹果、橙子、胡萝卜、鸡肉、菠菜、麦芽、金枪鱼、贝类等。

（4）慎重选择食用油：一直以来有一个误区——"不吃油能预防动脉粥样硬化"，这是不正确的。油由脂肪酸和甘油组成。脂肪酸又分单不饱和脂肪酸、饱和脂肪酸、多不饱和脂肪酸（必需脂肪酸），前两者可以由体内的糖类和蛋白质合成，后者必须从食物中摄取。必需脂肪酸是细胞的组成成分，能够促进生长发育，防止血管脆性增加和血栓形成。必需脂肪酸的推荐量为每日 10 ~ 16 g，在植物油如芝麻油、豆油中含量丰富，选择此类食物油为佳。

（5）忌"谈肉色变"：胆固醇虽然是动脉粥样硬化斑块的主要成分，但它还有许多重要的生理功能，不应过度限制。胆固醇大部分在体内合成，其合成量随摄入热能的增加而增加。另一个误区是"吃素能预防动脉粥样硬化"，体内脂肪和胆固醇水平的高低取决于合成脂肪和胆固醇的代谢机制是否正常，即动脉粥样硬化与自身代谢关系密切。若不吃肉长期素食，会因为营养摄入不均衡使免疫力降低，影响健康。

（6）蔬菜、水果缺一不可：只吃水果不能替代蔬菜补充身体所需的维生素、纤维素。水果中所含的糖多为果糖，如果摄入的总量超过身体需要量时，果糖会迅速转化成饱和脂肪酸，且果糖合成脂肪的速度远高于淀粉。

（7）供给充足的膳食纤维、矿物质和维生素。

（8）避免不良进食行为：避免块大食物、咀嚼少、进食速度快、边看电视边进食、晚餐丰盛、睡前进食等。

（9）劳逸结合与精神调节：避免精神紧张、烦恼和焦虑，生活规律，保证充足睡眠。

第二节　动脉粥样硬化饮食治疗处方

一、主食

主食主要分粗粮和细粮两种。细粮多指加工后的成品粮，以大米和白面为主。相对于细粮来说，粗粮可分为谷物类、杂豆类和块茎类三种。谷物类如玉米、小米、黑米、高粱米等；杂豆类如黄豆、绿豆、黑豆、红豆等；块茎类如红薯、马铃薯等。现代研究证实，粗粮含有丰富的不可溶性纤维素，有利于保障消化系统正常运转。它与可溶性纤维素协同工作，降低血液中低密度胆固醇和三酰甘油的浓度；增加食物在胃里的停留时间，延迟饭后葡萄糖吸收的速度，是动脉粥样硬化患者很好的选择。但应食有度，若长期过食粗粮，也会影响蛋白质等物质成分的吸收，影响消化；长期食用粗粮，过多的纤维素会干扰药物吸收，降低降脂药的药效。

燕麦：燕麦性温，味甘；具有健脾益气、补虚止汗、养胃润肠的功效。现代研究证实燕麦可有效降低胆固醇，燕麦中的 β - 葡聚糖可减缓血液中葡萄糖含量的增加，改善免疫系统；膳食纤维可清理肠道垃圾。此外，燕麦中含有大量的抗氧化物质，可以减少自由基对皮肤细胞的伤害，淡化色斑，使皮肤富有弹性和光泽。

玉米：性平，味甘；玉米中含有丰富的亚油酸、镁、维生素 E、卵磷脂等，能有效降低胆固醇，防治动脉粥样硬化；研究表明，镁还具有扩张血管、保护心肌的功能。动物实验表明，玉米苞叶煎剂对动脉粥样硬化大鼠有显著改善病变的作用。随着研究的深入，学者发现玉米中所含的玉米肽能减少自由基对机体的损害，调节脂代谢，对预防和降低动脉粥样硬化有重要的意义。

荞麦：性寒，味甘平；荞麦中含有丰富的镁、烟酸和芦丁。荞麦中的黄酮类化合物——苦荞黄酮，具有降血糖、降血脂、防癌、抗突变、增强免疫力、杀菌、抗动脉粥样硬化、抗衰老及抗氧化等多种功能。此外，荞麦能抗菌消炎，有"消炎粮食"的美称。值得注意的是，荞麦性寒，荞麦面等食品不宜一次吃太多，特别是脾胃虚寒者尽量少吃；荞麦麦麸营养成分高于米和面粉，购买荞麦面粉时尽量买全麦粉；荞麦中的蛋白质缺少精氨酸和酪氨酸，牛奶中这两种氨基酸含量丰富，两者搭配食用营养可互补。

小米：性凉，味甘咸；具有滋阴清热、健脾和胃等功效。研究表明，小米中的有效成分能降血脂、抗氧化。有学者用黄精 30 g，山楂 25 g，何首乌 25 g 加小米 100 g 煮成粥服食，对治疗动脉粥样硬化有显著疗效。小米气滞者忌用，素体虚寒者少食。

薏米：微寒，味甘淡；有利湿健脾、舒筋除痹、清热排脓的作用。薏米含有多种维生素和矿物质，可增强身体免疫力，防止血管硬化和血栓形成；有助于促进新陈代谢和减少胃肠负担。研究还发现，薏米中的有效成分包括硒元素，能有效抑制癌细胞的增殖，可用于胃癌、子宫颈癌的辅助治疗。孕妇应少食。

甘薯：又名白薯、地瓜。性平，味甘；具有健脾益气、润肠通便的作用。其中紫甘薯防治动脉粥样硬化的效果最好。紫甘薯中含有丰富花青素，具有抗氧化、降压、降血脂、降血糖、抗炎的作用。动物实验表明，甘薯中的水溶性糖蛋白能有效降血脂。甘薯一次不宜多食，多食会引起腹胀、胃灼热（烧心）、泛酸等不适症状。

黄豆：性平，味甘；黄豆中的卵磷脂可除掉附在血管壁上的胆固醇，防止肝脏内积存过多的脂肪；黄豆苷元可通过改善氧化 - 还原状态平衡调节黏附因子水平，对动脉起到保护作用；黄豆中的纤维素可促进胃肠蠕动，防治便秘，减少毒物对肠黏膜的刺激，预防大肠癌。

黑豆：微寒，味甘；能补肾益阴，健脾利湿，除热解毒。黑豆中含有丰富的维生素、亚油酸、卵磷脂，能有效地降低血液中的胆固醇，多食易上火且不易消化。

红豆：性平，味甘、酸；能利湿消肿，清热退黄，解毒排脓。红豆营养丰富，现代研究表明其中含有五环三萜皂苷类、黄酮类、鞣质等化合物。红豆多和薏米一起服用，效果佳。

绿豆：性寒，味甘；可解热、益气。绿豆可与大米一起煮做主食。也有专家建议用绿豆 50 g，莲子 50 g，黑麦 50 g，山楂 50 g，大枣 25 g，烤熟后磨粉食用；或食用芦笋香菇绿豆汁，也有一定的效果。绿豆性寒，脾虚胃寒、易泻者不宜食用。

蚕豆：性平，味甘、微辛；可健脾、除湿、通便、凉血。蚕豆中不含胆固醇，有助于利尿、排钠盐。蚕豆不可与菠菜同用。

黑米：糯米的一种。性平，味甘；滋补肝肾，健脾暖胃。黑米中的有效成分具有抗菌、清除自由基、免疫调节等作用。研究显示，黑米花色苷提取物能抑制实验动物动脉粥样硬化晚期斑块的进一步发展。黑米皮也被证实具有保护心血管、增加动脉粥样硬化斑块稳定性的作用。

不宜作为主食的食物：方便面、夹心饼干、比萨、汉堡、关东煮、面包等。这些食物高盐、高热量，常吃易发胖，不利于控制病情。

二、肉蛋、蔬菜和水产类

（一）肉蛋类

鸡蛋：只吃鸡蛋中的蛋白，是一种非常不科学的吃法，正确的吃法应该是吃整个鸡蛋，鸡蛋白中的蛋白质含量较多，而其他营养成分则是蛋黄中更多。营养学家试验后发现，常吃鸡蛋的人血液中胆固醇水平不但没有升高，还有下降的趋势。鸡蛋黄中的卵磷脂和卵黄素对身体有很大益处，叶黄素和玉米黄素有抗氧化的作用，维生素 B_2 还具有抗癌的功效。鸡蛋吃法很多，以蒸、煮为最佳。

鸡肉：鸡的品种很多，以乌鸡营养最为丰富。鸡肉中含有丰富的胶原蛋白，能保持血管壁弹性。鸡翅类不宜多吃。

鸭肉：鸭肉性微寒，具有滋阴养胃、清肺补血、利水消肿的功效。鸭肉多炖着吃，或搭配山药、莲藕、冬瓜等食物来煲汤，有益气养阴的功效。

鹅肉：鹅肉含有人体所必需的氨基酸，且其组成接近人体所需氨基酸的比例。鹅肉中的脂肪多为不饱和脂肪酸，特别是 α-亚麻酸含量超过其他肉类，对人体健康有利。

鸽子肉：被称为天上的"参"，是高蛋白、低脂肪食物。研究发现，鸽子肉能有效改善血液循环系统，是体虚身弱者理想的营养食品。

瘦牛肉：能补脾胃、益气血、强筋骨。相比猪肉，牛肉中的氨基酸组成更接近人类的需要。牛肉中的亚油酸亦可以降低胆固醇。牛肉和百合、芋头搭配食用，还有安神助眠、抗氧化的作用。

（二）水产类

海参：海参中不仅含有蛋白质、钙、钾、锌、铁、硒、锰，还含有18种氨基酸且不含胆固醇，具有补肾阴、生脉血、壮阳健体、延缓衰老之功效。现代研究表明，海参多糖能增强免疫力、抗凝血、调节血脂；也有数据表明，海参皂苷及胶原多肽均有可能具有降血脂及抗动脉粥样硬化的功效。

海蜇：中医认为，海蜇有清热解毒、化痰软坚、降压消肿的功效。海蜇具有类似乙酰胆碱的作用，能够扩张血管，降低血压；海蜇含有丰富的胶原蛋白肽，研究表明海蜇中的胶原蛋白肽能够辅助降低血清胆固醇、三酰甘油，并具有一定的抗氧化作用。

草鱼：典型的草食性鱼类，是温中补虚的养生食品，含有丰富的不饱和脂肪酸，有利于血液循环，是动脉粥样硬化性心脏病患者的良好食物选择；草鱼活性肽具有降血压的功效。不宜大量食用，会诱发疮疖。

鲫鱼：主要以植物为食的杂食性淡水鱼，其所含的蛋白质易于消化吸收，常吃可增强抗病能力；鲫鱼还能够减少血黏度、软化血管，是心脑血管疾病患者的良好选择。

鲤鱼：《本草纲目》将鲤鱼列为有食疗功效的鱼类首位。其所含的蛋白质人体吸收率可达96%，所含的脂肪也多为有益的不饱和脂肪酸。对于动脉粥样硬化患者来说，鲤鱼豆腐、鲤鱼汤等清淡做法是最优选择。

鳝鱼：鳝鱼富含人体所需的DHA和卵磷脂，卵磷脂又被称为"血管清道夫"，能清除血管中的垃圾；鳝鱼素又可促进新陈代谢，调节血糖。

三文鱼：三文鱼的营养价值占据了一个饮食理想值的"黄金比例"，即食物中理想的维生素E与多不饱和脂肪酸的比例为0.4，而三文鱼的这个比例高达0.73。需要注意的是，三文鱼中钠含量高，高血压患者不宜过量食用。

甲鱼：具有滋阴清热、补益肝肾的作用。甲鱼味道鲜美，高蛋白、低脂肪，含有多种维生素和微量元素，能够增强身体的抗病能力，调节内分泌。有数据报道，甲鱼能增加血清高密度脂蛋白，降低胆固醇，但机制并不明确。

金枪鱼：金枪鱼只在深海活动，为了维持身体供给必须保持快速游动，因此肉质柔嫩鲜美且不受环境污染，蛋白质含量高达 20%，脂肪含量低，是不可多得的健康美食。金枪鱼中的 EPA、牛磺酸均有降低胆固醇的作用，经常食用，能有效减少血液中的恶性胆固醇，增加良性胆固醇。

牡蛎：其蛋白锌含量丰富，是很好的补锌食物。牡蛎中有多种优良的氨基酸，这些氨基酸有解毒作用，可以除去体内的有毒物质；其中的氨基乙磺酸又有降低胆固醇、抑制血小板聚集的作用。

虾：虾的种类很多，如青虾、河虾、草虾、基围虾、琵琶虾、龙虾等。肉质松软，易消化。虾中所含的虾青素，是类胡萝卜素合成的最高级别产物，是一种强效的抗氧化剂，还能控制炎症，保健功效显著。

海带：中药名"昆布"，《本草经疏》云"昆布，咸能软坚。"海带除了能预防甲状腺肿，其活性成分岩藻黄质可抗氧化。海带中所含的海带氨酸、褐藻氨酸、岩藻甾醇可降血压，调节血脂，降低血清胆固醇。

紫菜：紫菜中蛋白质含量较海带丰富，且含有人体所需的胡萝卜素和核黄素。紫菜中的甘露醇可作为治疗水肿的辅助食品。紫菜多糖具有明显增强细胞免疫和体液免疫功能的效果，且能预防高胆固醇血症的形成。

淡菜：又名青口，《本草汇言》云："淡菜，补虚养肾之药也。"现代研究表明，其蛋白质含量可达 59%，能促进胆固醇的排出；所含的多糖有抗衰老作用。

（三）蔬菜类

西兰花：西兰花中的营养成分全面，平均营养价值及防病作用在蔬菜中名列前茅，最显著的功效是防癌抗癌，以防治胃癌、乳腺癌效果佳。西兰花中的可溶性纤维有助于清除肠道垃圾，降低胆固醇水平，控制血脂；异硫氰酸酯物质萝卜硫素可预防血管损伤，保护心脏；类胡萝卜素、叶黄素、玉米黄质和 β 胡萝卜素可抗氧化。

花椰菜：中医认为，花椰菜可助消化，增食欲，生津止渴。花椰菜是含类黄酮最多的食物之一，类黄酮可以防止感染，也是最好的血管清理剂，能够阻止胆固醇氧化，防止血小板凝结成块，预防动脉粥样硬化，减少心脏病与中风的危险。因其营养成分易受热分解而流失，故不宜高温烹调。

紫甘蓝：200 g 紫甘蓝中所含有的维生素 C 是一个柑橘的两倍。此外，紫甘蓝中纤维素含量丰富，能增加胃肠功能；微量元素铁能够提高血液中氧含量，有助于机体燃烧脂肪；紫甘蓝中的紫色色素是花青素，可以预防眼睛疲劳，同时也被公认具有抗过敏的作用，对身体容易过敏的人很有好处。

茄子：为数不多的紫色蔬菜之一，可促进蛋白质、脂质、核酸的合成，提高机体供氧能力，提高免疫力；丰富的维生素 E、维生素 P 和矿物质能增强人体细胞间的黏着力，改善血管脆性，防止出血；微量元素钾可防止身体水肿和皮肤老化。《本草纲目》中说"茄性寒利，多食必腹痛下利"，不宜多食。

萝卜：中药名"莱菔"，白萝卜补气顺气助消化；青萝卜清热疏肝、生津止渴；红心萝卜抗氧化能力强，能为身体补充铁元素和抗衰老；水萝卜维生素 C 含量高，丰富的膳食纤维有助于体内废物排出。现代研究表明，萝卜中的活性成分有抗癌、消食除胀、降气化痰、抗炎抗氧化、美容的作用。

胡萝卜：有"小人参"之称。胡萝卜富含维生素、叶酸、钙及膳食纤维等营养成分，能够改善视力，协助肝脏排毒，减少肝脏脂肪，降血压，降血脂，抑制癌细胞生长，保护牙齿和牙龈健康，消炎美容抗衰老。

西葫芦：钙含量高，钠盐含量低，是很适合动脉粥样硬化患者吃的蔬菜，西葫芦中有一种干扰素的诱生剂，可刺激机体产生干扰素，提高免疫力，发挥抗病毒和抗肿瘤的作用。不宜生吃，脾胃虚寒者应少吃。

苦瓜：被誉为"脂肪杀手"，含有丰富的维生素 C、苦味苷、苦味素和类似胰岛素的物质——多肽－P，能够促进食欲、健脾开胃，提高机体免疫力，抗癌，降低血糖。

黄瓜：中医认为黄瓜有清热、利水、解毒的功效。吃黄瓜能够补充日常所需的维生素，补充身体水分和排毒；还能降低体内的尿酸，保护肾脏健康；其所含的苦味成分能够防治癌症和糖尿病；黄瓜酶能促进机体新陈代谢。黄瓜性凉，脾胃虚弱者不宜多吃。

南瓜：具有补中益气，消炎止痛，解毒杀虫的功效。南瓜中的维生素和果胶可解毒，保护胃黏膜；锌有益皮肤和指甲健康；南瓜多糖能清除胆固醇，防治动脉粥样硬化；南瓜花果可防治水肿和高血压。嫩南瓜中维生素 C 及葡萄糖含量丰富，老南瓜则钙、铁、胡萝卜素含量较高。

竹笋：甜竹笋益气利尿，苦竹笋抗衰老、解毒，淡竹笋化痰除热，青笋可辅助止血治疗慢性肺病。现代营养学研究表明，竹笋中富含蛋白质、胡萝卜素、多种维生素及铁、磷、镁等无机盐和有益健康的 13 种氨基酸，且脂肪、淀粉含量少，竹笋膳食纤维因含有多酚类物质而具有抗氧化活性，是不可多得的佳品。

芦笋：芦笋有低糖、低脂肪、高纤维素和高维生素的特点，其特有的物质是天门冬酰胺和硒、钼、铬、锰等微量元素。天门冬酰胺可扩张血管，增强心收缩力；芦笋的提取物可增加肝脏中多种功能酶的活性。芦笋性寒，是高嘌呤蔬菜，痛风患者不宜多食。

竹荪：典型的中温型菌类，主要营养是碳水化合物和有机氮、半纤维素和纤维素、矿物质元素及一些微量元素。竹荪属于生理碱性食品，长期食用可调整体内血酸和脂肪酸的含量。此外，还有抗衰老、抗肿瘤、抑菌的作用。

猴头菇：中医认为，猴头菇有利五脏、助消化、滋补等功效。现代医学证明其有较好的药用价值。主要表现在：抗溃疡和抗炎作用，抗肿瘤作用，保肝护肝作用，增加心脏血液输出量、加速机体血液循环的作用，降低血糖和血脂的作用。

金针菇：金针菇营养价值较高，其铁含量是菠菜的 20 倍左右，高蛋白低碳水化合物、高钾低钠且富含纤维素，有助于抑制血脂升高。还有免疫调节，保护肝脏细胞的作用。

杏鲍菇：能软化和保护血管，研究表明杏鲍菇水溶性的多糖提取物可降低血清中胆固醇、三酰甘油、低密度脂蛋白水平，增加高密度脂蛋白水平，有效减少肝组织中过多的脂肪积累。

木耳：营养丰富，有"菌中之冠"的美誉。木耳可帮助消化系统将无法消化的异物溶解。木耳中的木耳多糖是发挥抗动脉粥样硬化功能的最主要活性物质。研究发现，木耳可通过抗氧化、降低血糖和血脂、抑制血管平滑肌增生和抗凝作用实现对心血管事件链多个位点的干预，从而预防或减缓冠心病、脑卒中等心血管事件的发生。

豆芽：热量低，含有丰富的维生素 C、核黄素、膳食纤维。研究表明，黄豆发芽后，胡萝卜素、维生素 B_2、维生素 B_{12}、维生素 E、烟酸、叶酸等物质成倍增加。常吃豆芽还能减少体内乳酸堆积，消除疲劳，是百姓餐桌上的理想蔬菜。

土豆：最常见的蔬菜，能充当主食，含有丰富的淀粉、维生素和膳食纤维，热量高但不含脂肪。中医认为土豆具有健脾益肾、活血消肿的功效。土豆中的 B 族维生素和优质纤维素能控制血液中胆固醇含量，预防动脉粥样硬化。

甜菜： 甜菜根中含有一种皂角苷类物质，它能把肠内的胆固醇结合成不易吸收的混合物质排出体外。还含有镁元素，有软化血管和预防血栓形成的作用。此外，甜菜汁还有降血压的功效。

大蒜： 中医认为大蒜有温中健胃、消食理气的功效。大蒜含有 200 多种有益于身体健康的物质，临床研究结果显示，给予受试者每日食用生蒜 50 g，连服 6 天后血清总胆醇、三酰甘油及低密度脂蛋白的含量均明显低于试验前。大蒜味辛，阴虚火旺和慢性胃炎胃溃疡患者慎食。

山药： 常用中药，有补脾益胃、生津益肺、补肾涩精的功效。药理研究发现，山药能调节免疫平衡，增强嗜中性粒细胞的吞噬功能，长期服用可抗衰老；黏液蛋白能预防脂肪沉积，保持血管弹性，防止动脉粥样硬化；富含的果胶能增加淋巴细胞的活性，抑制肿瘤细胞增殖；山药中脂肪含量低，淀粉含量丰富，能增加饱腹感。

番茄： 番茄含有大量柠檬酸和苹果酸，对机体新陈代谢大有益处，可促进胃液生成，加强对油腻食物的消化；维生素 P 有保护血管、预防高血压的作用；番茄红素可降低血浆中同型半胱氨酸水平，抑制低密度脂蛋白胆固醇氧化产物的形成，减缓动脉粥样硬化。

豌豆苗： 营养丰富，还有多种人体必需的氨基酸，粗纤维能促进大肠蠕动；维生素 P 增加血管弹性，使血液流动更加顺畅。豌豆苗可与胡萝卜丁、苹果丁混在一起做沙拉，爽口又有营养。

芹菜： 芹菜中的黄酮类化合物——芹菜素，被称为天然抗氧化剂，相比其他黄酮类物质，芹菜素有低毒、无诱变性的特点，可辅助抗动脉粥样硬化。值得注意的是，芹菜的营养成分多在菜叶中，应连叶一起吃。

菠菜： 有润燥养肝、益胃通便的功效。菠菜类的深绿色蔬菜含有丰富的叶绿素，可杀菌、抗炎和抗氧化；丰富的铁元素可补血和保护视力。菠菜草酸含量高，一次食用不宜过多。

大白菜： "百菜不如白菜"，白菜中植物纤维的含量达到 90%，能清热除烦，消食养胃。白菜中的微量元素钼可抑制人体内亚硝酸胺的形成和吸收，起到一定的防癌作用。在防癌食品排行榜中，白菜仅次于大蒜名列第二。白菜中的花青苷和黄酮醇苷可改善血管功能。

油菜：油菜中钙盐含量丰富，能保护血管。油菜的种子可以榨油，即菜籽油，是人体脂溶性维生素的重要来源。香菇油菜是降脂防癌的绝佳组合。熟油菜隔夜易引起亚硝酸盐沉积，不宜隔夜吃。

茼蒿：有"蒿之清气，菊之甘香"。茼蒿的根、茎、叶都可食用，一般蔬菜中的营养成分无所不备，尤其是胡萝卜素和矿物质含量较高。其纤维细嫩，易消化吸收，对生长发育的儿童和胃肠吸收不良的老年人均有好处。

荠菜：既是一种野菜，也是一味草药。有疏肝明目、健脾止血的功效。荠菜中的生物碱能降低血清胆固醇、三酰甘油，改善脂肪肝。

莼菜：江南三大名菜之一，莼菜叶茎有天然的透明胶质包裹，胶原蛋白、纤维素和矿物质含量丰富，可促进胆固醇代谢，抗动脉粥样硬化。

生菜：叶用莴苣的俗称，有清热爽神、清肝利胆、养胃的功效。生菜中含有莴苣素，味微苦，有镇痛催眠、降低胆固醇、辅助治疗神经衰弱的功效；甘露醇有利尿和促进血液循环的作用。尿频、脾胃虚寒的人应少吃。

其他药食同源的食物：枸杞、人参、何首乌、灵芝、冬虫夏草、荷叶、陈皮、银杏叶、槐花、荷叶、魔芋、螺旋藻、绞股蓝、马齿苋。

慎食：辣椒、香椿、韭菜、咸菜、动物内脏、肥肉、咸鸭蛋、松花蛋、螃蟹、鲍鱼。

适合动脉粥样硬化患者的烹饪方法：蒸、炖、煮、凉拌。

三、水果、干果和茶类

（一）水果

苹果：最常见的水果。荷兰学者经过长期调查研究发现每天吃一个苹果的人，比不吃或不常吃苹果的人冠心病死亡率减少一半。一个苹果内含有能预防动脉粥样硬化所需要的强抗氧化剂——类黄酮 30 mg 以上，苹果多酚能抗衰老、减重、降血脂。

柑橘：水果第一大家族，有橙子、橘子、柚子、西柚、金橘、柠檬等多个品种。橙子含有大量维生素 C 和胡萝卜素，能软化和保护血管，促进血液循环，降低胆固醇和三酰甘油。橘子的肉、皮、络、核、叶皆可入药，如橘络有通络化痰、顺气活血的功效；橘叶疏肝理气；橘皮入药即"陈皮"，有理气燥湿、化痰止咳、健脾和胃的功效。柚子中钾含量丰富，几乎不含钠，还有能防止动脉粥样硬化的维生素 C、胡萝卜素、果胶等。西柚热量低，含糖量少，能促进人体钙、铁的吸收，需要注意的是西柚能影响降血压药物的代谢，患者服用治疗药物期间要谨慎食用。金橘既可鲜品食用，又可泡茶代饮或制成蜜饯食用。金橘的果实和花瓣都含有金柑苷，金橘果实所含的维生素 C 80% 存在于果皮中。柠檬因太酸很少直接食用，多榨汁、配菜和泡水喝，有改善血液循环、降低尿液酸度等功效。

草莓：形如鸡心，又是红色食物，根据中医"以形补形"理论，草莓有养心的作用。现代研究表明，草莓中富含氨基酸、果糖、蔗糖、葡萄糖、柠檬酸、苹果酸、果胶、胡萝卜素、维生素等营养物质，这些营养元素对防治动脉粥样硬化有积极作用。

西瓜：西瓜中不含脂肪和胆固醇，有大量葡萄糖、苹果酸、果糖、番茄素、维生素 C 等物质，是营养价值很高的水果。西瓜皮（西瓜翠衣）也有很高的药用价值，能利尿辅助治疗水肿，还能抑制络氨酸酶、抗自由基。西瓜性寒，水分多，会冲淡胃液，脾胃虚寒、消化不良者少食为宜。此外，糖尿病患者不宜多吃西瓜。

香蕉：香蕉不仅美味，药用价值也不少，能减肥、美容、防治胃溃疡等。动物实验表明，香蕉皮多酚作用于高脂血症大鼠具有明显的降血脂及抗氧化作用。通过降脂抗氧化机制来减少对动脉血管的损害，从而延缓动脉粥样硬化的发生发展。此外，香蕉还能制造"开心激素"，治疗抑郁和情绪不安。

猕猴桃：猕猴桃中含有猕猴桃碱、蛋白酶、果胶等有机物，还含有丰富的维生素 C、维生素 K 和叶绿素。猕猴桃中的维生素 C 含量是等量柑橘中的 5 倍。因其营养丰富、口味独特而被誉为"水果之王"。猕猴桃性寒，脾胃虚寒、食少纳呆、泄泻者不宜多食。

木瓜：木瓜中的单宁（原青花素）、黄酮、酚酸等多酚类物质是目前防治动脉粥样硬化研究中的热门活性成分，它们均有防治动脉粥样硬化的作用。此外，木瓜蛋白酶能影响单核细胞和血小板结合途径，抑制单核细胞活化，从而减少动脉粥样硬化特征性病理细胞——泡沫细胞的形成。

杏子：性温，适合代谢功能低、贫血、肢寒等虚寒体质之人食用。有动物实验表明，山杏提取物能降低高血脂大鼠血脂水平，改善肝脏功能。杏的种子即中药"苦杏仁"，临床试验数据显示"丹杏饮"治疗动脉粥样硬化性心脏病效果显著。

梨子：有白梨、沙梨、秋梨等品种。有清热润肺、止咳生津的功效。梨中的膳食纤维可帮助人们降低体内胆固醇含量，有助于减肥；还能净化器官，储存钙质，软化血管。

刺梨：富含多种营养物质的野生植物，药用价值高。刺梨中超氧化物歧化酶（SOD）含量丰富，SOD能将沉积的自由基清除，使脂蛋白处于游离状态而排出。刺梨还可通过保护动脉内膜、抗氧化来预防动脉粥样硬化。

桃子：素有"寿桃""仙桃"的美称，可见桃子有丰富的营养和保健的功效。血管紧张素是引发动脉粥样硬化的诱因之一，日本科学家研究发现，适当摄入桃子之后，体内血管紧张素的含量有所减少。体外研究也发现，在组织细胞中加入桃子的提取物后，血管紧张素的活性明显受到抑制，从而起到保护心脑血管的效果。

芒果：芒果中胡萝卜素、粗纤维、矿物质含量丰富，是人们常吃的热带水果。"动脉粥样硬化是一种炎症性疾病"的观点被众多学者赞同，研究表明芒果苷能抑制脂多糖诱导的慢性炎症，保护心肌细胞，促进尿素排泄，防治动脉粥样硬化。

葡萄：营养价值高，可做成葡萄汁、葡萄酒，被称为"水晶明珠"。其中葡萄籽多酚近年来广泛应用于食品和保健品领域，因其水溶性好、生物利用度高、安全可靠，是天然的抗氧化剂和自由基清除剂，能够显著降低动物模型的动脉粥样硬化斑块面积，对于开发新的、天然的治疗药物有十分重要的意义。

樱桃：具有益气、透疹、祛风的功效。铁含量位于水果之首，既可防治缺铁性贫血，又可增强体质。樱桃中的红色来源于一种叫作花色苷的化合物，花色苷有抗氧化、抗感染等功效，而樱桃是花色苷最主要的来源之一。

菠萝：菠萝是菠萝蛋白酶的唯一来源，这种酶能促进抗炎；缓解各种疼痛症状；使血液凝结块消散，防止血栓形成；并且能有效分解食物中的蛋白质，促进食物消化，预防脂肪堆积。

蓝莓：联合国粮农组织推荐的人类五大健康食品之一，被称为"浆果之王"。除了丰富的"常规"营养素之外，蓝莓中还有花青素、酚酸、超氧化物歧化酶、果胶等有助于抑制动脉粥样硬化的营养成分。研究显示每周食用3份以上蓝莓这种富含花青素食物的女性，其动脉粥样硬化性心脏病风险显著低于低花青素摄入量的女性。

红枣：有健脾益胃、补气养血的功效，也是汤、粥、茶饮的好伴侣。红枣中的黏液质化学性质类似果胶，能吸附胆固醇；所含的亚油酸亦是对人体有益的必需脂肪酸；红枣中的芦丁能维持毛细血管正常抵抗力，降低血管脆性。红枣含糖量高，糖尿病患者不宜多食。

（二）干果

核桃：其形状与人脑相似，根据中医"以形补形"理论，核桃可补脑护脑。科学家研究发现，大脑中脂肪细胞含量高达60%以上，可见脂肪是大脑的重要物质。核桃中脂肪含量可达63%，且多为亚油酸、亚麻酸等对保护心血管、预防动脉粥样硬化大有裨益的脂肪酸。可选择每天吃1~2个。核桃火大，不宜多吃。

花生：又名"长生果"，亚油酸含量丰富，有助于提高体内良性胆固醇含量。近年研究较多的是花生中的多酚类物质"白藜芦醇"，许多实验都证实了其具有抗动脉粥样硬化的作用。

开心果：开心果中的膳食纤维含量相对较高。除了单不饱和脂肪酸——油酸之外，还含有叶黄素、槲皮素、维生素 E 等抗氧化物质，是对身体健康有益的坚果。每日吃开心果的数量应低于25 g。

腰果：腰果中油脂含量丰富，有润肠通便、美容的功效；还含有维生素 B_1 能补充体力、消除疲劳、提高机体免疫力。腰果油脂丰富，每天摄入量应在15 粒以下。

松子：有补肾益气、润肠通便的作用。松子中所含的不饱和脂肪酸和大量矿物质成分，一方面能够增强血管弹性，降低血脂；另一方面能给机体提供丰富的营养成分。松子油性大，不宜大量进食。

榛子：榛子中所含的脂溶性维生素容易被人体吸收，有很好的补养作用；榛子中的天然植物甾醇能够抑制人体对胆固醇的吸收，促进胆固醇降解代谢，抑制胆固醇的合成；有研究报道榛子油可降低高血脂大鼠的血脂水平。此外，榛子中还含有抗癌成分——紫杉醇，可辅助预防癌症。

（三）茶及其他饮品

绿茶：绿茶中的茶多酚具有广泛的生物活性，能影响脂质代谢，抑制动脉粥样硬化形成。每天可取茶叶6~10 g，分两三次冲泡饮用，较为适宜。也可在泡绿茶时加一片柠檬，有利于营养成分的吸收。

红茶：红茶中的茶多酚主要是茶黄素、茶红素。它们是儿茶素的氧化缩合产物，抗氧化和降血脂活性很强。每天3~4杯为宜。红茶10 g，生姜

4～5片，也可依个人口味加入蜂蜜，是女性的绝佳饮品。

普洱茶：性温，中医认为具有消食理气、清热化痰、明目清心等作用。因其作用广泛，近年国内外专家从不同角度对普洱茶的减肥降脂、抗氧化、抗癌、防治心脑血管疾病作用进行了深入的研究，普洱茶疗效确切。可冲泡普洱茶来代替饮料。

牛奶：早餐一杯300 mL牛奶是很好的选择，牛奶中丰富的钙质能稳定脑神经，使大脑保持良好的状态；睡前一杯牛奶可帮助入眠。对于动脉粥样硬化患者来说，建议选用乳糖含量低的牛奶。

豆浆：营养丰富，易于吸收。除了五谷豆浆外，还可以在豆浆机中加入15～30 g黑芝麻，黑芝麻中卵磷脂含量丰富，亦是分解、降低胆固醇的中间力量。此外，还可做豆浆粥早晚服用：豆浆500 mL，粳米50 g，砂糖或食盐少许。将豆浆和粳米同入砂锅内，煮至粥稠即可。

大黄茶

（1）做法：大黄1 g，红茶5 g，白糖少许，开水冲泡饮。

（2）注意事项：大黄性寒，不宜多服；茶忌太浓。

决明子茶

（1）做法：①决明子15 g，夏枯草10 g，水煎代茶饮。②决明子15 g，绿茶5 g，开水冲泡饮。③决明子15 g，枸杞5 g，菊花5 g，开水冲泡代茶饮。④决明子15 g，山楂10 g，开水冲泡代茶饮。

（2）注意事项：决明子性寒，孕妇、脾胃虚寒、气血不足者不宜服用。

银杏叶茶

（1）做法：①银杏叶（干品）5 g，红糖少许，开水泡服。②银杏叶（干品）5 g，胖大海1颗，开水泡服。

（2）注意事项：银杏叶有加重出血的可能，非适应证者不易当作保健品服用。干品一次冲泡不超过20 g。

玉米须茶

做法：玉米须适量。将玉米须放入砂锅内，加水适量，煎煮片刻，即可饮用。

菊花苦丁茶

做法：菊花、苦丁茶、枸杞适量，开水泡服。

注意事项：菊花、苦丁性寒，不宜多服。

玫瑰茉莉茶

做法：玫瑰花、茉莉花各 5 g，可适当加绿茶，开水泡服。

红花茶

做法：红花 5 g 或藏红花 3 ~ 5 根，可适当加绿茶，开水泡服。

山楂陈皮饮

做法：山楂 10 g，陈皮 5 g，冰糖或红枣少许，水煎后代茶饮。

百合雪梨饮

做法：雪梨连皮取肉切粒 100 g，百合 10 g，冰糖少许，水煎后服用。

三子降脂饮

做法：枸杞子、决明子、沙苑子各 30 g，水煎后代茶饮。

双花饮

做法：金银花、菊花各 50 g，水煎后代茶饮，可加少许蜂蜜。

三鲜饮

做法：①山楂 60 g，白萝卜 100 g，鲜橘皮 50 g，水煎后代茶饮。②荷叶、鲜竹叶、薄荷各 50 g，水煎后代茶饮。

慎食：烈性白酒、浓茶、运动饮料、果汁、咖啡、葡萄干等。

参考文献

[1] 姜秀娟，王旭辉，李奕，等. 玉米苞叶对高血脂大鼠 VSMC 凋亡及 Fas、Caspase-3 的调控 [J]. 时珍国医国药，2012，23（5）：1147 – 1148.

[2] 傅思惟，赵铁梅，李淑梅. 白藜芦醇对动脉粥样硬化预防作用的研究进展 [J]. 中国老年学杂志，2014，34（2）：854 – 856.

[3] 佚名. 常吃桃可能降低高血压风险 [J]. 食品工业，2014，35（3）：90.

[4] 张春妮，周毓，汪俊军. 刺梨药理研究的新进展 [J]. 医学研究生学报，2005，18（11）：1049 – 1051.

[5] 周文丽. 东海厚壳贻贝多糖的抗衰老生物学活性研究 [D]. 上海：第二军医大学，2009.

[6] 于丽萍. 丹杏饮治疗冠心病稳定型心绞痛的临床疗效 [D]. 济南：山东中医药大学，2006.

[7] 郭娴，李亮，曹建民，等. 番茄红素对高同型半胱氨酸血症大鼠血管内皮舒缩功能和纤溶功能的影响 [J]. 天然产物研究与开发，2015，27（1）：41 – 44，98.

[8] 彭安芳. 枸杞多糖和木耳多糖对小鼠血脂的影响 [J]. 安徽农业科学，2015，43（1）：132，181.

[9] 逄龙．海参主要活性物质对血管内皮细胞的保护作用及抗肿瘤活性的研究［D］．青岛：中国海洋大学，2007.

[10] 李成平，刘玉姣，侯晓蓉，等．海带荷叶减肥膏对肥胖大鼠的减肥降脂功效研究［J］．食品科技，2013，38（10）：60-63.

[11] 丁进锋，苏秀榕，李妍妍，等．海蜇胶原蛋白肽的降血脂及抗氧化作用的研究［J］．天然产物研究与开发，2012，24（3）：362-365.

[12] 王琳琳，凌文华，马静，等．黑米皮对高脂诱导的家兔动脉粥样硬化形成的影响［J］．营养学报，2002，24（4）：372-376.

[13] 魏虹，沈翠珍．黑木耳干预心血管事件链的研究进展［J］．护理研究，2014，28（6）：1929-1937.

[14] 张雅利，陈锦屏，李建科．红枣汁对小鼠高血脂症的影响［J］．河南农业大学学报，2004，38（1）：116-118.

[15] 樊伟伟，黄惠华．猴头菇多糖研究进展［J］．食品科学，2008，29（1）：355-358.

[16] 王丽琼．黄豆苷元对糖尿病合并颈动脉粥样硬化患者粘附因子及氧化应激状态的影响［J］．陕西中医，2013，34（11）：1493-1494.

[17] 杨万波，兰士波，温爱亭，等．金针菇的研究进展及开发利用前景［J］．安徽林业科技，2013，39（1）：41-43.

[18] 周萍，李新胜，马超，等．金针菇的营养成分及药用价值［J］．中国果菜，2014，34（12）：44-47.

[19] 汪传高，周仕香，曾发贵，等．苦荞黄酮对小鼠整体抗辐照损伤的防护作用［C］．长春：第七届中国核学会"三核"论坛中国放射医学教育五十年暨中国毒理学会放射毒理委员会第八次全国会议，2010.

[20] 王敏，魏益民，高锦明．苦荞麦总黄酮对高脂血大鼠血脂和抗氧化作用的影响［J］．营养学报，2006，28（6）：502-505，509.

[21] 方学贤，曹舒奋，王福俤．蓝莓，您心脏的忠诚卫士！［J］．生命的化学，2014，34（3）：410.

[22] 李修英，曹雨琛，高怡红，等．蓝莓花色苷对大鼠动脉粥样硬化的影响［M］．中国医学装备，2014，12（11）：180-181.

[23] 邵淑丽，徐兴军，薛春梅，等．芦笋香菇绿豆汁对人体高脂血症的影响［J］．高师理科学刊，2002，22（1）：42-44.

[24] 许伟，高品一，杨頔，等．萝卜药食两用价值及其研究进展［J］．宁夏农林科技，2014，55（2）：90-94.

[25] 卫智权．芒果甘抑制多糖诱导慢性炎症的分子机制研究［D］．南宁：广西医科大学，2011.

[26] 刘赛，仲伟珍，张健，等．牡蛎提取物对鹌鹑实验性动脉粥样硬化的抑制作用及机制［J］.中国动脉硬化杂志，2002，10（2）：97－100.

[27] 蒋雷，费鲜明，苗成霖，等．木瓜蛋白酶对 MPA 形成及其诱导的单核细胞活化的影响［J］.中国临床药理学与治疗学，2015，20（3）：289－292.

[28] 王延群．南瓜的十大保健功效［J］.现代养生，2013，11：8－9.

[29] 吕春茂，陆长颖，孟宪军，等．平欧榛子油对高血脂大鼠的降脂作用［J］.食品与生物技术学报，2014，33（3）：330－335.

[30] 史珅，张泽生，张民，等．苹果多酚对 D－半乳糖致衰小鼠衰老的影响［J］.营养学报，2011，33（2）：201－203.

[31] 葛蕾．苹果渣多酚对高脂大鼠体重及血脂的影响［J］.食品工业科技，2013，10：342－344.

[32] 连冠，鱼毛毛，徐璐，等．葡萄籽多酚降血脂及抗动脉粥样硬化的作用及机制［J］.中国动脉硬化杂志，2015，23（2）：124－126.

[33] 熊昌云．普洱茶降脂减肥功效及作用机理研究［D］.杭州：浙江大学，2012.

[34] 杨恒拓，葛亚龙，余凡，等．荠菜的营养成分研究进展［J］.江苏调味副食品，2013，3：10－12.

[35] 蒋倩．芹菜素对 ApoE⁻ᐟ⁻ 小鼠动脉粥样硬化作用的实验研究［D］.泸州：泸州医学院，2014.

[36] 高森．三种海参降血脂及作用机制的比较研究［D］.青岛：中国海洋大学，2008.

[37] 洪姣，王佳蕊，黄春琦，等．西兰花预防和治疗肿瘤研究的新进展［J］.肿瘤药学，2014，4（6）：405－409.

[38] 赵陈勇，王常青，许洁，等．小米谷糠油降血脂和抗氧化作用的研究［J］.中国粮油学报，2012，27（7）：67－70.

[39] 张化朋，张静，刘阿娟，等．杏鲍菇营养成分及生物活性物质分析［J］.营养学报，2013，35（3）：307－309.

[40] 阿依姑丽，艾合麦提，戴小华，等．野山杏提取物对高脂血症大鼠脂代谢的影响［J］.新疆农业科学，2012，49（7）：1279－1283.

[41] 闫国华，张开春，周宇，等．樱桃保健功能研究进展［J］.食品工业科技，2008，29（2）：313－316.

[42] 甄艳军，侯建明，吴中秋，等．玉米苞叶煎剂对动脉粥样硬化家兔血清内皮素、前列环素及病理形态学影响［J］.中国动脉硬化杂志，2003，11（3）：207－210.

[43] 张静雯．竹荪的营养价值及食用方法［J］.甘肃农业，2011，1：87－88.

[44] 郭渝南，刘晓玲，范娟．竹荪的营养与药用功效［J］.食用菌，2004（4）：44－45.

[45] 李安平，谢碧霞，陶俊奎，等．竹笋抗氧化活性比较研究［J］.营养学报，2008，30（3）：321－323.

［46］吕钟钟，罗建光，管华诗．紫菜的生物活性研究进展［J］．中国海洋大学学报：自然科学版，2009，39（Sup.）：47－51.

［47］冯萍，汪小华．紫甘薯花青素对动脉粥样硬化危险因素影响的研究进展［J］．中国食物与营养，2013，19（1）：61－64.

第四章　动脉粥样硬化运动疗法

第一节　运动锻炼对动脉粥样硬化的作用

有氧代谢运动，即有氧运动，指那些以增加体内氧气的吸入和利用为主要目的的耐久性运动。有氧运动中，人体的代谢水平增高，对氧气的需求也会相应增高。心跳及呼吸增快，可满足人体对血液与氧气增加的需求，实现运动中血液与氧气的供需平衡。有氧运动的特点是：强度低、有节奏、不中断、持续时间较长。代表性的有氧运动包括快走、慢跑、游泳、骑自行车、跳绳、滑雪、健身操等。快跑、举重、拳击、武术、肌力训练等高强度剧烈运动，因运动过程中氧气的摄入量不能满足人体的需要，身体处于缺氧状态，属于"无氧运动"。

对动脉粥样硬化患者来说，运动锻炼疗法是一种既省钱又有效的方法。有氧运动对动脉粥样硬化的防治有非常积极的作用，研究表明有氧运动能增加动脉粥样硬化斑块纤维帽厚度，增加帽核比，这样就降低了斑块破裂率。有氧运动还能降低斑块内巨噬细胞和脂质的含量，增加斑块内平滑肌细胞及胶原的表达，降低斑块易损指数。研究表明，坚持体育锻炼的人，比不参加运动或偶尔运动且运动剧烈的人，患心脑血管病的概率减少35%，且寿命也可得到延长。

第二节　运动锻炼的治疗原则

一、建立健康的生活观念和生活方式

运动过程中，人体热量消耗增多，脂肪得以消耗，体重减轻；且运动能促进血液循环，促进胆固醇、三酰甘油、低密度脂蛋白的排泄，升高高密度脂蛋白水平；同时增强机体抗氧化的能力，对动脉粥样硬化有积极的防治

作用。

有的患者选择脱离低盐低脂的科学膳食，单纯依赖运动效果并不显著，而对于病情较重的患者来说，还需要药物治疗。运动治疗、饮食治疗和药物治疗为动脉粥样硬化的三大治疗手段，对病情的控制和稳定有重要的作用。

有的患者认为体力劳动和运动锻炼相似，就放弃了运动，这种观点是不正确的。体力劳动多是局部性的肌肉运动，长时间会造成气血不畅，引发如腕管综合征、网球肘等疾病；运动锻炼是一种全身肌肉参与的方式，且是一种愉悦身心的好方式，其保健强身效果更佳。

二、选择合适的运动项目

老年患者或有严重并发症的患者应慎用运动疗法，在进行运动之前一定要进行体检和适应性练习，不可逞强，避免引发不必要的伤害。因为个体差异（年龄、性别、病情），患者适合的运动也是不同的，比如老年患者可以选择散步、太极拳等全身性运动项目；女性患者可以选择散步、体操、广场舞等项目；有合并症的患者应选择较为温和的运动方式；下肢关节功能欠佳的老年患者可多做水中运动，如水中步行以减少下肢负荷；身体条件较好的中青年患者可选择骑自行车、登山等强度稍大的户外项目。另外，根据职业的差异，从事不同工作的人所选择的运动项目也应该有所区别。需要长时间站立的职业，如售货员类易发生静脉曲张，在运动时不宜过多跑跳；对于长期伏案工作的患者来说，需要勤做扩胸运动进行锻炼。

运动时的另一要点是要动静结合，动静兼施，全面锻炼。运动过程中，内练精气，外练筋骨，使内外和谐，才能达到最好的治疗效果。过于安静或者运动过度，都会带来不利的影响。只有劳逸结合，才是真正有益身心的运动。

三、确定运动强度、时间、频率

有氧运动多属于轻、中强度的运动方式，不同患者的身体素质、病情、年龄和运动经历各不相同，因此应根据自身情况来合理安排运动计划，以达到最佳运动治疗效果。对于平日少有运动的患者而言，应从少量、形式简单的运动开始，对于40岁以上患者，需要在安排运动计划之前进行全面的体检来确定适宜的运动方式，以保证运动的安全。

当人体消耗的热量高于每日饮食摄取的热量之后，脂肪就会开始减少，运动疗法的直接目的就在于对能量和脂肪的消耗。运动强度可以保持在轻度和中度，但运动时间应保持在 30 分钟以上，因为人体在运动初始阶段，所消耗的能量只来自血糖分解，只有在运动了一段时间后，才开始消耗脂肪。一般来说，运动前后应有 5～10 分钟的热身和放松时间，以使机体逐渐适应从静止到运动再从运动到静止的变化。正式运动时间以略觉乏力为度。运动过程中如果出现明显的动作变慢、动作变形，或者第二天晨起依然觉得有疲劳感，就说明运动过量了，应该及时调整。

运动的频率：中等强度每周 3～4 次，中低强度每周 5 次，每周可以休息 1～2 天。科学研究表明，每周合理休息的锻炼者，健身的效果优于每天坚持的人群。

四、循序渐进，持之以恒

养成长期坚持运动的好习惯，能够增强体质和免疫功能，使人精神焕发、精力充沛、远离疾病。很多人不能长期坚持运动锻炼的原因多是觉得看不到效果，实际上不论进行哪种运动锻炼，都不是短时间内就能看到效果的，一般的有氧运动在 6～8 周后心肺功能等方面才会有明显的改善。循序渐进地增加运动频率和运动强度，身体的耐受会更好。同时应有终身运动的观念，把运动看作生活的一部分。正如医学之父希波克拉底说："阳光、空气、水和运动是生命健康的源泉。"

五、重视体检，早期预防

由动脉粥样硬化所导致的心血管意外是全球死亡率最高的疾病，动脉粥样硬化早期多没有症状，在没有明显症状的前提下开始一级预防是非常重要的。现代医学证明，遗传基因引起的动脉粥样硬化发病的人群，往往在儿童时期动脉管壁就会有小的粥样斑块形成。所以对于有家族遗传史的人群，建议从儿童期就开始规律运动，这对减少动脉粥样硬化的发生是非常有意义的。同时建议健康人群每 1～2 年进行一次常规体检，有慢性疾病的患者半年到 1 年进行一次常规体检，了解自身的情况，早发现、早治疗才是保持健康的上上策。

第三节　运动锻炼项目

一、步行

步行是最简便易行的有氧运动，对改善心肺功能、降血压、调控血糖、调节血脂均有益处。尤其快步行走时人体能量消耗增加，机体会动用体内储存的脂肪来补充额外增加的能量需要；在运动后的恢复期，还需要从血液中提取脂肪来补充机体所需，有效地促进了脂肪的分解利用和机体的新陈代谢。近些年流行"步行甩手法"，顾名思义，就是将甩手运动与步行相结合的一种运动方法，也是一种非常好的锻炼方法。

1. 运动频率

每天步行 3~5 公里，时间在 30 分钟以上，每周 3~5 次。如果工作忙时间不充裕，可以上午、下午、晚上各走 10 分钟。快步走也可双手使用手杖，使运动更协调平稳。

2. 运动时间

专家推荐最佳锻炼时间是下午 3 点到晚上 9 点。理论依据是这段时间大气内的氧气浓度较高，人的感觉最灵敏，协调适应能力最强，并且，这时的血压和心率既低又平稳。

饭前半小时、饭后半小时、睡前 1 小时最好不运动。

3. 运动要点

要做到抬头、收腹、挺胸，双目平视，躯干和腹部自然挺直，上下肢配合协调，步伐和距离适中，两脚落地有节奏。协作运动，使全身受到锻炼，才能血脉贯通。

有专家提出步行运动时的"三、五、七指标"，分别是：

三——指每次步行 3 公里。分 30 分钟、40 分钟或 2 次、3 次走完都可以，效果基本相等。

五——指每周运动 5 次左右，最好天天坚持，雨天可在室内行走。

七——指中等运动时，心跳加年龄数的和为 170 左右，如某人 60 岁，步行运动时心率要达到 110 次方可（即 60 + 110 = 170）。

二、慢跑

慢跑也是一种中等强度的有氧运动，目的是以较慢或中等的节奏来跑完一段相对较长的距离，来达到锻炼的目的。慢跑每分钟消耗 10～13 大卡的热量，对于防治动脉粥样硬化有非常积极的作用。

1. 慢跑类型

可以分为走跑交替法、慢速跑法和原地跑法，三种方法均有疏通经络、减重降脂的功效，可根据自己的情况选择适合的方法。

2. 运动时间和强度

每次练习时间以 30 分钟左右为宜，每次持续时间以略感疲乏为宜。慢跑之前要进行 5～10 分钟的热身活动，结束之前也要有 5～10 分钟的减速缓和运动。运动强度应循序渐进。起初可以少跑一些，或隔一天跑一次，经过一段时间适应后，再逐渐增加强度，每周增加运动量 5% 为宜。

3. 注意事项

（1）慢跑会引起汗疹、跟腱劳损及膝盖病痛。慢跑前要做好准备动作，慢跑时要穿合适的鞋和宽松吸汗的衣服，跑法要正确。

（2）跑步的节奏应该尽可能保持一致，躯干伸直，双臂弯曲，两手放松，头不能摆动。呼吸同样应该有节奏，用鼻子吸气，嘴巴呼气，避免出现岔气。

（3）跑步时，腿部动作应该放松。一条腿后蹬时，另一条腿屈膝前摆，小腿自然放松，依靠大腿的前摆动作，带动髋部向前上方摆出。以脚跟先着地，然后迅速过渡到全脚掌着地。不能以全脚掌着地的方式跑步，易引发胫骨骨膜炎。

三、游泳

游泳是一种全方位的运动，它能够调动人体的各个部位，使机体的每个组织器官都能得到锻炼。对于动脉粥样硬化患者来说，游泳无疑是理想的运动疗法之一。水的阻力是空气阻力的 800 多倍，散热性是空气的 25 倍，游泳时消耗的能量远比在陆地上多。此外，游泳时，水的浮力、压力和阻力对皮肤有很好的按摩作用。有研究表明，对于改善机体慢性炎症状态和促进机体代谢而言，游泳时低水温（15±2）℃优于常温（34±2）℃。

注意事项：

（1）要在有救生员及合格的场所游泳，游泳前要做暖身运动，防止因入水过冷而抽筋。中老年人、身体虚弱者游泳时应有人陪同。

（2）合并高血压、心脏病的患者选择游泳时需谨慎，有开放性伤口、皮肤病、眼疾、鼻炎、中耳炎的患者不宜游泳。

（3）饭后和酒后不宜立即游泳，游泳后忌马上进食；为保护眼睛健康需要滴抗菌眼药水。

（4）初学游泳者可先练习蛙泳和仰泳，掌握要领后，可以练习蝶泳等稍难姿势。

（5）游泳时出现头晕、恶心等不适反应时，应立即出水。

四、健身操

健身操具有"人为性"特点。其运动形式是人们根据需要而人为地创造动作去进行练习，也是一种全身运动，可放松身心，愉悦心情，减轻压力，促进血液循环，增加摄氧量，有益身心健康。

近年兴起的"广场健身舞"是一种很好的锻炼方法，有学者探讨广场舞对中老年女性健康体适能（physical fitness，包括健康适能和运动适能）的影响，24 周后发现广场舞锻炼后受试者体重、BMI 指数、体脂百分比、腰围和腰臀比明显降低；肺活量、高密度脂蛋白胆固醇含量升高；胆固醇含量下降。说明广场舞对降低中老年女性动脉粥样硬化和冠心病等心血管系统疾病发生率具有积极作用，符合中老年人的健身需求。

1. 运动强度和频率

属于中等运动强度，建议每周 5~6 次，每次 2 组，每组 20~30 分钟。间隔 15 分钟。

2. 注意事项

（1）跳操前要有热身，结束前要有整理活动。

（2）穿有弹性的运动服和有弹性的运动鞋。

（3）避免快速和大幅度的强直收缩，以防肌肉拉伤。

此外，还可以选择踢毽子、跳绳、室内跑步机、健骑机等方法进行锻炼。

第四节 传统运动养生

中医传统运动的健身方法，是以阴阳、脏腑、气血经络为理论基础。以调养精气神为运动基本要点，以形体运动为基本锻炼形式，用阴阳理论指导运动的虚实动静；用开阖升降指导运动的屈伸俯仰；用整体观念说明运动健身中形神、气血、表里的协调统一。传统运动的每一个环节都是与中医理论紧密相关的。

一、五禽戏

五禽戏，又称五禽操、五禽气功、百步汗戏，是我国传统的运动养生方式之一。禽，在古代泛指禽兽类的动物。五禽是虎、鹿、熊、猿、鸟五种动物。五禽戏是模仿这五种动物的动作，编创而成的一套锻炼身体的方法，可以达到舒展筋骨、畅通筋脉的目的。

（一）风格特点

五禽戏是一种外动内静、动中求静、动静具备、有刚有柔、刚柔相济、内外兼练的仿生功法。它要求锻炼者意守、调息和动形协调配合。意守丹田，呼吸均匀，外形和神气都要像五禽。动作不同，作用也会有差别。

（二）练习方式

1. 虎戏

目光炯炯，摇头摆尾，扑按，转斗，表现出威猛神态，要刚劲有力，刚中有柔，刚柔并济，具有益肾强腰、壮骨生髓的作用；亦可通督脉、祛风邪。脚后跟靠拢成立正姿势，两臂自然下垂，两眼平视前方。

（1）左式

1）两腿屈膝下蹲，重心移至右腿，左脚虚步，脚掌点地、靠于右脚内踝处，同时两掌握拳提至腰两侧，拳心向上，眼看左前方。

2）左脚向左前方斜进一步，右脚随之跟进半步，重心坐于右腿，左脚掌虚步点地，同时两拳沿胸部上抬，拳心向后，抬至口前两拳相对翻转变掌并向前按出，高与胸齐，掌心向前，两掌虎口相对，眼看左手。

（2）右式

1）左脚向前迈出半步，右脚随之跟至左脚内踝处，重心坐于左腿，右脚掌虚步点地，两腿屈膝，同时两掌变拳撤至腰两侧，拳心向上，眼看右前方。

2）右脚向右前方斜进一步，左脚随之跟进半步，重心坐于左腿，右脚掌虚步点地，同时两拳沿胸部上抬，拳心向后，抬至口前两拳相对翻转变掌并向前按出，高与胸齐，掌心向前，两掌虎口相对，眼看右手。如此反复左右虎扑，次数不限。

2. 鹿戏

如鹿样心静体松、姿态舒展，表现其探身、仰脖、奔跑、回首之神态。具有疏通经络、畅行血脉、舒展筋骨的作用。身体自然直立，两臂自然下垂，两眼平视前方。

（1）左式

1）右腿屈膝，身体后坐，左腿前伸，左膝微屈，左脚虚踏；左手前伸，左臂微屈，左手掌心向右，右手置于左肘内侧，右手掌心向左。

2）两臂在身前同时逆时针方向旋转，左手绕环较右手大些，同时要注意腰胯、尾骶部的逆时针方向旋转，久而久之，过渡到以腰胯、尾骶部的旋转带动两臂的旋转。

（2）右式动作与左式相同，唯左右方向相反，绕环旋转方向有顺逆不同。

3. 熊戏

如熊样浑厚沉稳，侧重于内动外静，笨重中寓轻灵。这样不仅可使真气贯通，还具有健脾益胃的功效。身体自然站立，两脚平行分开与肩同宽，双臂自然下垂，两眼平视前方。先右腿屈膝，身体微向右转，同时右肩向前下晃动、右臂亦随之下沉，左肩则向外舒展，左臂微屈上提。然后左腿屈膝，其余动作与上左右相反。如此反复晃动，次数不限。

4. 猿戏

模仿猿敏捷好动，表现出纵山跳涧、攀树蹬枝、摘桃献果之神态，可使肢体灵活。脚跟靠拢成立正姿势，两臂自然下垂，两眼平视前方。

（1）左式

1）两腿屈膝，左脚向前轻灵迈出，同时左手沿胸前至口平处向前如取物样探出，将达终点时，手掌撮拢成钩手，手腕自然下垂。

2）右脚向前轻灵迈出，左脚随至右脚内踝处，脚掌虚步点地，同时右手沿胸前至口平处时向前如取物样探出，将达终点时，手掌撮拢成钩手，左手同时收至左肋下。

3）左脚向后退步，右脚随之退至左脚内踝处，脚掌虚步点地，同时左手沿胸前至口平处向前如取物样探出，最终成为钩手，右手同时收回至右肋下。

（2）右式动作与左式相同，唯左右相反。

5. 鸟戏（鹤戏）

模仿鹤的形象，昂然挺拔，悠然自得，表现出亮翅、轻翔、落雁、独立之神态。鹤戏能够增强呼吸、调畅气血、疏通经络、活动筋骨关节。两脚平行站立，两臂自然下垂，两眼平视前方。

（1）左式

1）左脚向前迈进一步，右脚随之跟进半步，脚尖虚点地，同时两臂慢慢从身前抬起，掌心向上，与肩平时两臂向左右侧方举起，随之深吸气。

2）右脚前进与左脚相并，两臂自侧方下落，掌心向下，同时下蹲，两臂在膝下相交，掌心向上，随之深呼气。

（2）右式同左式，唯左右相反。

二、八段锦

八段锦是我国民间广泛流传的一种传统健身术，距今已经有 800 年历史。由 8 种肢体动作组成，故名八段锦。练习时需要掌握三个要点：呼吸均匀；意守丹田；刚柔结合。

1. 坐式八段锦练习法

（1）宁神静坐：采用盘膝坐式，正头竖颈，两目平视，松肩虚腋，腰脊正直，两手轻握，置于小腹前的大腿根部。要求静坐 3～5 分钟。

（2）手抱昆仑：牙齿轻叩二三十下，口水增多时即咽下，谓之"吞津"。随后将两手交叉，自身体前方缓缓上起，经头顶上方将两手掌心紧贴在枕骨处，手抱枕骨向前用力，同时枕骨向后用力，使后头部肌肉产生一张一弛的运动。如此行十数次呼吸。

（3）指敲玉枕：接上式，以两手掩双耳，两手的食指相对，贴于两侧的玉枕穴上，随即将食指搭于中指的指背上，然后将食指滑下，以食指的弹力缓缓地叩击玉枕穴，使两耳有咚咚之声。如此指敲玉枕穴十数次。玉枕：

位于后头部，当后发际正中直上 2.5 寸，旁开 1.3 寸平枕外隆凸上缘的凹陷处。

（4）微摆天柱：头部略低，使头部肌肉保持相对紧张，将头向左右频频转动。如此一左一右地微摆天柱穴 20 次左右。天柱：位于项部斜方肌起始部，后头骨正下方凹处。

（5）手摩精门：自然深呼吸数次后，闭息片刻，随后将两手搓热，以双手掌推摩两侧肾俞穴 20 次左右。肾俞：在腰部，第 2 腰椎棘突下，旁开 1.5 寸。

（6）左右辘轳：接上式，两手自腰部顺势移向前方，两脚平伸，手指分开，稍作屈曲，双手自胁部向上划弧如车轮形，像摇车辘轳状自后向前作数次运动，随后再按相反的方向向前向后作数次环形运动。

（7）托按攀足：接上式，双手十指交叉，掌心向上，双手作上托劲；稍停片刻，翻转掌心朝前，双手作向前按推劲。稍作停顿，即松开交叉的双手，顺势作弯腰攀足的动作，用双手攀两足的涌泉穴，两膝关节不要弯曲。如此锻炼数次。

（8）任督运转：正身端坐，鼓腮吞津，意守丹田，以意引导内气自中丹田沿任脉下行至会阴穴接督脉沿脊柱上行，至督脉终结处再循任脉下行。

2. 武式八段锦练习法

（1）双手托天理三焦：自然站立，两足平开，与肩同宽，含胸收腹，腰脊放松。正头平视，口齿轻闭，宁神调息，气沉丹田。双手自体侧缓缓举至头顶，转掌心向上，用力向上托举，足跟亦随双手的托举而起落。托举六次后，双手转掌心朝下，沿体前缓缓按至小腹，还原。

（2）左右开弓似射雕：自然站立，左脚向左侧横开一步，身体下蹲成骑马步，双手虚握于两髋之外侧，随后自胸前向上划弧提于与乳平高处。右手向右拉至与右乳平高，与乳距约两拳许，意如拉紧弓弦，开弓如满月；左手捏箭诀，向左侧伸出，顺势转头向左，视线通过左手食指凝视远方，意如弓箭在手，等机射出。稍作停顿后，随即将身体上起，顺势将两手向下划弧收回胸前，并同时收回左腿，还原成自然站立。此为左式，右式反之。左右调换练习六次。

（3）调理脾胃须单举：自然站立，左手缓缓自体侧上举至头，翻转掌心向上，并向左外方用力举托，同时右手下按附应。举按数次后，左手沿体前缓缓下落，还原至体侧。右手举按动作同左手，仅方向相反。

（4）五劳七伤往后瞧：自然站立，双脚与肩同宽，双手自然下垂，宁神调息，气沉丹田。头部微微向左转动，两眼目视左后方，稍停顿后，缓缓转正，再缓缓转向右侧，目视右后方稍停顿，转正。如此六次。

（5）摇头摆尾去心火：两足横开，双膝下蹲，呈"骑马步"。上体正下，稍向前探，两目平视，双手反按在膝盖上，双肘外撑。以腰为轴，头脊要正，将躯干划弧摇转至左前方，左臂弯曲，右臂绷直，肘臂外撑，臀部向右下方撑劲，目视右足尖；稍停顿后，随即向相反方向，划弧摇至右前方。反复六次。

（6）两手攀足固肾腰：松静站立，两足平开，与肩同宽。两臂平举自体侧缓缓抬起至头顶上方转掌心朝上，向上作托举劲。稍停顿，两腿绷直，以腰为轴，身体前俯，双手顺势攀足，稍作停顿，将身体缓缓直起，双手右势起于头顶之上，两臂伸直，掌心向前，再自身体两侧缓缓下落于体侧。

（7）攒拳怒目增力气：两足横开，两膝下蹲，呈"骑马步"。双手握拳，拳眼向下。顺势头稍向左转，两眼通过左拳凝视远方，右拳同时后拉。与左拳出击形成一种"争力"。随后，收回左拳，击出右拳，要领同前。反复六次。

（8）背后七颠百病消：两足并拢，两腿直立、身体放松，两手臂自然下垂，手指并拢，掌指向前。随后双手平掌下按，顺势将两脚跟向上提起，稍作停顿，将两脚跟下落着地。反复练习六次。

三、太极拳

太极拳是国家级非物质文化遗产，也是人们练习最为广泛的一种传统养生方法，具有动作柔和缓慢、连绵不断的特点。其外可锻炼筋骨，内能调和脏腑，通畅气血。对于动脉粥样硬化患者来说，太极拳不仅能强身健体，更能改善血脂水平，对于多种原因引起的动脉粥样硬化均有疗效。

太极拳可分为不同的流派和招式。总体来说，太极拳是一种需要意识、呼吸、动作密切结合的运动。其要领大致如下。

（1）虚领顶劲：头颈似向上提升，并保持正直，要松而不僵可转动，颈正直了，身体的重心就能保持稳定。

（2）含胸拔背，沉肩垂肘：指胸、背、肩、肘的姿势，胸要含不能挺，肩不能耸而要沉，肘不能抬而要下垂，全身要自然放松。

（3）手眼相应，以腰为轴，移步似猫行，虚实分清：指打拳时必须上下呼应，融为一体，要求动作出于意，发于腰，动于手，眼随手转，两下肢弓步和虚步分清而交替，练到腿上有劲，轻移慢放没有声音。

（4）意体相随，用意不用力：切不可片面理解不用力。如果打拳时软绵绵的，打完一套拳身体不发热，不出汗，心率没有什么变化，这就失去打拳的作用。正确理解应该是用意念引出肢体动作来，随意用力，劲虽使得很大，外表却看不出来，即随着意而暗用劲的意思。

（5）意气相合，气沉丹田：就是用意与呼吸相配合，呼吸要用腹式呼吸，一吸一呼正好与动作一开一合相配。

（6）动中求静，动静结合：即肢体动而脑子静，思想要集中于打拳，所谓形动于外，心静于内。

（7）式式均匀，连绵不断：指每一招一式的动作快慢均匀，而各式之间又是连绵不断，全身各部位肌肉舒松协调而紧密衔接。

太极拳作为一种有氧锻炼项目具有简便易行的特点，经常练习具有改善动脉粥样硬化的作用。中年人群体选择以太极拳的方式进行锻炼时，首先是应选择四十二式以上的太极拳种进行锻炼，并且应当按照相应的时间、负荷和频度等指标进行；其次，采取太极拳方式进行锻炼时，可定期通过动脉超声进行动态监测；此外，基于个体身体状况的差异性，应根据实际情况，随时适度调整太极拳锻炼的运动量和运动强度以求达到最佳效果。

四、易筋经

"易"是变通、改换、脱换之意；"筋"指筋骨、筋膜；"经"则带有指南、法典之意。易筋经就是改变筋骨，通过修炼丹田真气打通全身经络的内功方法。在练习过程中，要求排除杂念，通过意识的专注，达到"动随气行，气随意行"。长期练习，可令全身经络、气血通畅，五脏六腑调和，精力充沛，从而达到防病治病的目的。

1. 练功要领

（1）放松心情，意守丹田。

（2）腹式呼吸，缓慢匀速。

（3）动静结合，刚柔相济。

2. 基本特点

第一势：韦驮献杵势

两臂屈肘，徐徐平举至胸前成抱球势，屈腕立掌，指头向上，掌心相对

（10 cm左右距离）。此动作要求肩、肘、腕部在同一平面上，合呼吸酌情做8～20次。

第二势：横担降魔杵

两足分开，与肩同宽，足掌踏实，两膝微松；两手自胸前徐徐外展，至两侧平举；立掌，掌心向外；两目前视；吸气时胸部扩张，臂向后挺；呼气时，指尖内翘，掌向外撑。反复进行8～20次。

第三势：掌托天门

两脚开立，足尖着地，足跟提起；双手上举高过头顶，掌心向上，两中指相距3 cm；沉肩曲肘，仰头，目视掌背。舌抵上腭，鼻息调匀。吸气时，两手用暗劲尽力上托，两腿同时用力下蹬；呼气时，全身放松，两掌向前下翻。收势时，两掌变拳，拳背向前，上肢用力将两拳缓缓收至腰部，拳心向上，脚跟着地。反复8～20次。

第四势：摘星换斗势

右脚稍向右前方移步，与左脚形成斜八字，随势向左微侧；屈膝，提右脚跟，身向下沉，右虚步。右手高举伸直，掌心向下，头微右斜，双目仰视右手心；左臂曲肘，自然置于背后。吸气时，头往上顶，双肩后挺；呼气时，全身放松，再左右两侧交换姿势锻炼。连续5～10次。

第五势：倒拽九牛尾势

右脚前迈一步，屈膝成右弓步。右手握拳，举至前上方，双目观拳；左手握拳；左臂屈肘，斜垂于背后。吸气时，两拳紧握内收，右拳收至右肩，左拳垂至背后；呼气时，两拳两臂放松还原为本势预备动作。再身体后转，成左弓步，左右手交替进行。随呼吸反复5～10次。

第六势：出爪亮翅势

两脚开立，两臂前平举，立掌，掌心向前，十指用力分开，虎口相对，两眼怒目平视前方，随势脚跟提起，以两脚尖支持体重。再两掌缓缓分开，上肢成一字样平举，立掌，掌心向外，随势脚跟着地。吸气时，两掌用暗劲伸探，手指向后翘；呼气时，臂掌放松。连续8～12次。

第七势：九鬼拔马刀势

脚尖相衔，足跟分离，呈八字形；两臂向前交叉掌立于胸前。左手屈肘经下往后，成勾手置于身后，指尖向上；右手由肩上屈肘后伸，拉住左手指，使右手成抱颈状。足趾抓地，身体前倾，如拔刀一样。吸气时，双手用力拉紧，呼气时放松。左右交换。反复5～10次。

第八势：三盘落地势

左脚向左横跨一步，屈膝下蹲，呈马步。上体挺直，两手叉腰，再屈肘翻掌向上，小臂平举如托重物状；稍停片刻，两手翻掌向下，小臂伸直放松，如放下重物状。动作随呼吸进行，吸气时，如托物状；呼气时，如放物状，反复5~10次。收功时，两脚徐徐伸直，左脚收回，两足并拢，成直立状。

第九势：青龙探爪势

两脚开立，两手呈仰拳护腰。右手向左前方伸探，五指捏成勾手，上体左转。腰部自左至右转动，右手亦随之自左至右水平划圈，手划至前上方时，上体前倾，同时呼气；划至身体左侧时，上体伸直，同时吸气。左右交换，动作相反。连续5~10次。

第十势：卧虎扑食势

右脚向右跨一大步，屈右膝下蹲，呈右弓左扑腿势；上体前倾，双手撑地，头微抬起，目注前下方。吸气时，同时两臂伸直，上体抬高并尽量前探，重心前移；呼气时，同时屈肘，胸部下落，上体后收，重心后移，蓄势待发。如此反复，随呼吸而两臂屈伸，上体起伏，前探后收，如猛虎扑食。动作连续5~10次后，换左弓右扑脚势进行，动作如前。

第十一势：打躬势

两脚开立，脚尖内扣。双手仰掌缓缓向左右而上，用力合抱头后部，手指弹敲小脑后片刻。配合呼吸做屈体动作；吸气时，身体挺直，目向前视，头如顶物；呼气时，直膝俯身弯腰，两手用力使头探于膝间作打躬状，勿使脚跟离地。根据体力反复8~20次。

第十二势：掉尾势

两腿开立，双手仰掌由胸前徐徐上举至头顶，目视掌而移，身立正直，忌挺胸凸腹；十指交叉，旋腕反掌上托，掌以向上，仰身，腰向后弯，目上视；然后上体前屈，双臂下垂，推掌至地，昂首瞪目。呼气时，屈体下弯，脚跟稍微离地；吸气时，上身立起，脚跟着地。如此反复21次。

收功：直立，两臂左右侧举，屈伸7次。

参考文献

[1] 王禾，梁巧琴. 低水温游泳运动对动脉粥样硬化大鼠主动脉结构及CRP、IL-6、ET的影响 [J]. 沈阳体育学院学报，2014，33（2）：86-89.

［2］张明军，马艳，吕阳，等.广场健身舞对中老年女性健康体适能的影响［J］.当代体育科技，2014，4（7）：177-178.

［3］许思毛，莫伟彬，刘卫国，等.耐力运动抗动脉粥样硬化的形成作用及其机制［J］.广西师范大学学报：自然科学版，2014，32（3）：125-132.

［4］蔡任.太极拳练习对中年人颈动脉粥样硬化斑块大小的影响［J］.体育研究与教育，2014，29（2）：124-126.

［5］潘红英，徐晓阳，孙涛，等.游泳运动对动脉粥样硬化小鼠心肌脂联素、PPARα和AMPK表达的影响［J］.沈阳体育学院学报，2015，34（2）：77-81.

［6］张栩.有氧运动对动脉粥样硬化斑块易损性及基质金属蛋白酶、IL-6水平的影响［D］.济南：山东大学，2011.

［7］林爱翠，孔明涯.运动锻炼在冠心病康复治疗中的应用现状［J］.医学综述，2015，21（2）：281-283.

［8］刘君雯.运动对动脉粥样硬化的影响研究［J］.现代预防医学，2013，40（1）：88-90.

第五章　动脉粥样硬化防治 100 问

一、认知篇

1. 什么是动脉粥样硬化？

动脉粥样硬化（atherosclerosis，AS）是指大量胆固醇、胆固醇酯及磷脂等脂质在动脉内膜沉积，伴有平滑肌细胞和纤维组织增生，在动脉壁局部逐渐形成斑块，斑块内组织变性、坏死而崩解，与沉积的脂质结合，形成外观似粥样的物质，导致动脉壁增厚，弹性降低，管腔狭窄。

动脉粥样硬化会引起局部组织器官缺血或血栓形成，若病变进一步发展则会发生动脉粥样硬化斑块的破裂，进而引发急性心脑血管事件。

2. 动脉粥样硬化是如何形成的？

主要是动脉壁内膜的损伤和血脂的沉积。长期高脂血症的情况下，增高的氧化修饰低密度脂蛋白（ox-LDL）和胆固醇（TG）对动脉壁内膜造成功能性损伤，使内皮细胞和白细胞表面特性发生变化，黏附因子表达增加。单核细胞黏附在内皮细胞上的数量增多，从内皮细胞之间移入内膜下成为巨噬细胞，巨噬细胞能够吞没受损伤的组织，通过清道夫受体吞噬 ox-LDL，转变为泡沫细胞，形成最早的粥样硬化病变脂质条纹。当吞噬量超过巨噬细胞能承受的能力时，会发生巨噬细胞凋亡。早期的巨噬细胞凋亡并不容易被发现，因为一旦出现凋亡就会被旁边的巨噬细胞清除掉，称为"胞葬作用"。在胞葬作用坏死前它们都在保护细胞凋亡，这个过程引起了抗炎反应。随着凋亡细胞的增加，胞葬作用降低，凋亡细胞继发坏死。而此时抗炎细胞亦不再发挥作用。炎性因子刺激清道夫受体大量表达，降低了动脉粥样硬化斑块的稳定性。

3. 动脉粥样硬化的病因有哪些？

动脉粥样硬化是多病因疾病，由多种因素所致，这些因素称为危险因素。主要有年龄、性别、不良生活习惯、血脂异常（三酰甘油、胆固醇、低密度脂蛋白增高）、高血压、糖尿病、代谢综合征、肾功能不全等。

4. 动脉粥样硬化会遗传吗？

动脉粥样硬化的家族聚集现象表明，遗传因素是本病的独立危险因素之一。家族性高胆固醇血症患者因为细胞的低密度脂蛋白受体基因突变导致它的功能部分丧失，从而使血浆低密度脂蛋白水平极度升高，发生高胆固醇血症，引发动脉粥样硬化。家族性载脂蛋白 B100 缺陷症患者由于 2 号染色体上载脂蛋白 B 基因突变造成载脂蛋白 B100 上 3500 位的氨基酸被置换，影响了低密度脂蛋白的分解代谢，增加动脉粥样硬化的发生率。

5. 什么是动脉粥样硬化稳定斑块？

按照动脉粥样硬化斑块的稳定性，将斑块分为稳定斑块和易损斑块。人体的大部分斑块属于稳定斑块，稳定斑块包膜比较厚，多富含纤维和钙化成分，不易破裂。只是斑块会逐渐变大，使血管腔狭窄，血流不畅。在不良诱因下，稳定斑块会转变为易损斑块。

6. 什么是动脉粥样硬化易损斑块？

易损斑块包膜很薄，富含脂质多，还有坏死物质，是高风险易破裂的斑块。当血压升高、血流冲击、血管痉挛时，包膜会破裂，斑块内的脂质等物质会涌出形成血栓，若堵住心脑血管，则会引发急性心肌梗死、猝死、脑中风。在积极预防、合理用药的情况下，易损斑块也可以转化为稳定斑块。

7. 动脉粥样硬化如何分类？

根据动脉粥样硬化发生的部位不同，可以将其分为主动脉粥样硬化、冠状动脉粥样硬化、脑动脉粥样硬化、肾动脉粥样硬化和四肢动脉粥样硬化。

8. 动脉粥样硬化早期有什么症状，可以进行自我诊断吗？

动脉粥样硬化早期几乎没有自觉症状，但因为可以发展为严重的疾病，所以有必要每年接受一次体检。有时一部分高脂血症患者身体会出现肉眼能够观察到的症状。①眼袋明显：眼袋是脂肪代谢障碍的一种表现。②黄色瘤：以眼睑黄色瘤为主。手背、关节处亦可见。③角膜弓：眼角膜周围的白色环状物。但这些也并不是特异性症状。特别是老年人即使没有高脂血症也会出现角膜弓。

9. 动脉粥样硬化的临床表现有什么？

（1）冠状动脉粥样硬化：心绞痛、头晕、胸闷气短、心律失常、易出汗等。

（2）脑动脉粥样硬化：头晕头痛、失眠、记忆力减退、智商降低、行为异常等。

（3）肾动脉粥样硬化：肾脏隐痛、小便不利、水肿、头晕、目眩等。

（4）四肢动脉粥样硬化：跛行、四肢疼痛、麻木、畏寒等。

（5）腹主动脉粥样硬化：消化不良、便秘、腹胀、腹痛等。

10. 动脉粥样硬化会有哪些并发症？

脑动脉粥样硬化会引发高血压、老年性痴呆、脑栓塞、脑萎缩、短暂性脑缺血、脑出血等疾病。肾动脉粥样硬化会引发尿毒症、肾血管性高血压、肾栓塞、肾衰竭、肾功能不全等。主动脉粥样硬化会诱发血栓、动脉瘤等疾病。四肢动脉粥样硬化会引发四肢动脉栓塞、四肢干性坏死等疾病。冠状动脉粥样硬化会引起心绞痛、心肌梗死甚至猝死。

11. 动脉粥样硬化患者应做哪些检查？

动脉粥样硬化发展到一定程度，诊断并不困难，但早期诊断很不容易。患者如检查发现血脂异常，X 线、多普勒超声及动脉造影发现血管狭窄性病变，应首先考虑诊断本病。超声检查有助于评估斑块的风险性。

12. 动脉粥样硬化有生命危险吗？

动脉粥样硬化本身不会有生命危险，但它是许多急性致命的心血管事件的重要病理特征。研究显示，引起急性心血管事件的根本原因不在于动脉粥样硬化病灶体积的大小，而是斑块的坏死和破裂。所以积极治疗动脉粥样硬化是十分必要的。

13. 动脉粥样硬化应与哪些疾病相鉴别？

主动脉粥样硬化引起的主动脉变化和主动脉瘤，需与梅毒性主动脉炎和主动脉瘤及纵隔肿瘤相鉴别；冠状动脉粥样硬化引起的心绞痛和心肌梗死，需与冠状动脉其他病变所引起者相鉴别；心肌纤维化需与其他心脏病特别是原发性扩张型心肌病相鉴别；脑动脉粥样硬化所引起的脑血管意外，需与其他原因引起的脑血管意外相鉴别；肾动脉粥样硬化所引起的高血压，需与其他原因引起的高血压相鉴别；肾动脉血栓形成需与肾结石相鉴别；四肢动脉粥样硬化所产生的症状需与其他病因的动脉病变所引起者相鉴别。

14. 动脉粥样硬化会逆转吗？

只要坚持合理的膳食、适度的有氧运动、遵医嘱服药、起居有常，1 年左右的时间会出现血清胆固醇下降、硬化的斑块缩小、急性心血管事件发病率下降。可以肯定地说，动脉粥样硬化在这些"特定条件"下是可以停止发展，甚至消退的。

15. 血脂是什么？来源有哪些？

血液包括血浆和血细胞，当血液处于静止状态时，去掉其中的血细胞和纤维蛋白原，就是化验血脂时需要的血清。血清由脂类物质、蛋白质、盐、水分、糖类物质组成。血清脂类物质包括胆固醇、三酰甘油、磷脂等成分。

血脂有内源性和外源性两个来源：内源性血脂是由人体肝脏、脂肪等组织细胞合成的血脂成分；外源性血脂是从食物中摄取的血脂。两者共同维持着人体血脂代谢平衡。

16. 血脂、脂蛋白、载脂蛋白之间有何区别？

血脂是血液中脂质的总称，包括胆固醇、三酰甘油、磷脂、脂肪酸等。脂质不溶于水，所以在血液中运行时需要与一类蛋白质结合变成溶解状态，这类蛋白质即载脂蛋白。脂质与载脂蛋白结合后的复合物叫作脂蛋白，如高密度脂蛋白、低密度脂蛋白。在评估动脉粥样硬化斑块易损性时，不仅要看血脂浓度，还要注意低密度脂蛋白（LDL）和高密度脂蛋白（HDL）水平和两者的比值。正常 LDL/HDL < 4。

17. 检查血脂时应注意什么？

（1）防止饮食的干扰：在确定好检测日期后，应注意近期的日常饮食。检查前 3 天内不进食高脂肪、高胆固醇食物。检测前 24 h 内不饮酒。

（2）空腹：被检测者应在前一天晚上 9 点之前停止进食，于清晨取前臂静脉血检测为宜。

（3）检测前需停服某些药物：为避免药物对血脂水平的影响，检测前应停止服用如调脂药、避孕药、激素和某些降脂药等，以免结果出现偏差。

（4）生理和病理因素：剧烈运动、情绪起伏、妇女经期、妊娠期等生理状况会影响血脂检测结果，应避免此类因素。若近期发生过急性心肌梗死、重大创伤导致机体处于应激状态，此时应在医生指导下决定检测时间。

18. 血脂异常的危险度如何分级？

血脂异常的危险因子包括：①吸烟；②高血压（血压 ≥ 140/90 mmHg 或正在降压治疗）；③低高密度脂蛋白胆固醇（< 40 mg/dL）；④早发冠心病家族史（男性 < 55 岁，女性 < 65 岁）；⑤年龄（男性 ≥ 55 岁，女性 ≥ 65 岁）。

高危组：冠心病，动脉粥样硬化疾病的其他临床表现形式（周围动脉疾病、腹主动脉瘤、有症状的颈动脉疾病），糖尿病，多重危险因子，高危组患者最低 LDL-C 目标水平 < 100 mg/dL。

中危组：具有 2 个以上危险因子。中危组患者 LDL-C 目标水平 < 130 mg/dL。

低危组：具有 0 ~ 1 个危险因子，其 LDL-C 目标水平 < 160 mg/dL。

19. 血脂水平越低越好吗？

过低的血脂水平对健康同样存在危险，尤其是胆固醇水平过低者，有患恶性肿瘤的危险。胆固醇过低还会造成机体功能紊乱，因人体的免疫系统只有在胆固醇地协作下，才能维持正常功能。胆固醇过低还会使血管壁脆性增加，增加脑出血的危险。

20. 哪些情况需要定期检查血脂？

高脂血症作为动脉粥样硬化的危险因素，本身没有症状，许多人是无意中发现血脂高的。应防患于未然，当有以下情况，如高脂血症家族史、肥胖、吸烟史、高血压、糖尿病、皮肤黄色瘤或已有冠心病、脑卒中、肾脏疾病、慢性炎症、绝经后妇女、中老年、长期饮食不规律时，需要尽早定期检查血脂。

21. 高脂血症患者应如何选择科室？

若体检时发现血脂高于正常值时，可选择内分泌科、心脏内科、神经内科或消化内科就诊做进一步检查，拟定治疗目标。

22. 高密度脂蛋白能防止动脉粥样硬化的发生吗？

HDL 是预防动脉粥样硬化、防止冠心病发生的"保护因子"。作为血清中颗粒密度最大的一组脂蛋白，颗粒中的 ApoA1 能激活脂代谢中的关键酶，进一步清除组织中的胆固醇，将它运送到肝脏进行处理，这样就减慢和阻止了动脉粥样硬化的发生和发展。HDL 水平与动脉粥样硬化、冠心病的发病呈负相关；HDL 的水平还可用于早期识别动脉粥样硬化的危险性。

23. 动脉粥样硬化与心肌梗死的相关性是什么？

心肌梗死多发生在冠状动脉粥样硬化狭窄基础上，某些诱因（如过度劳累、情绪激动、吸烟、大量饮酒等）致使冠状动脉粥样斑块破裂，血中的血小板在破裂的斑块表面聚集，形成血栓，阻塞冠状动脉管腔，血流中断，部分心肌因严重的持久性缺血而发生局部坏死。

24. 动脉粥样硬化与心肌缺血的相关性是什么？

心肌缺血最主要、最严重的病因是冠状动脉粥样硬化导致的冠脉狭窄或闭塞。

25. 叶酸水平与动脉粥样硬化有相关性吗？

叶酸是同型半胱氨酸（Hcy）代谢过程中的重要辅助因子，叶酸缺乏可引起血清 Hcy 浓度增加，Hcy 水平升高又是心血管疾病发生的独立危险因素。每日补充营养时要注意叶酸等维生素的补充。

26. 甲状腺功能与动脉粥样硬化有何关系？

甲状腺激素能促进肝脏胆固醇的合成，还能促进胆固醇及其代谢产物从胆汁中排泄。因此，甲状腺激素影响血清胆固醇的产生和降解。甲状腺激素不足时，胆固醇的合成和排出速度降低，使血中总胆固醇浓度增加。甲状腺功能减退患者动脉粥样硬化的发病率较高。

27. 血尿酸浓度与动脉粥样硬化有相关性吗？

高尿酸水平可破坏脂质代谢，引起脂质过氧化，促进动脉粥样硬化的形成。尿酸盐结晶会损伤血管内皮细胞降低氧自由基清除能力，增高血液黏稠度，诱导动脉粥样硬化及血栓形成。血清高尿酸、痛风患者要积极防治动脉粥样硬化，减少高嘌呤食物的摄入。

28. 血管钙化与动脉粥样硬化有何相关性？

血管钙化包括血管内膜钙化和中膜钙化，呈进展性，多由于血管壁钙、磷的过量沉积，使血管壁的僵硬性增加。血管钙化是引发血栓形成、动脉粥样硬化斑块破裂的重要因素之一，也是动脉粥样硬化心血管事件、脑卒中和外周血管病发生的重要标志分子。

29. 骨质疏松与动脉粥样硬化有相关性吗？

骨质疏松与动脉粥样硬化均属于退行性病变，虽然骨质疏松和动脉粥样硬化共同的形成机制尚未完全阐明，但目前的研究提示两者密切相关。护骨素/破骨细胞分化因子/破骨细胞分化因子受体系统、氧化脂质、炎症和钙代谢异常均参与或加速两者的发生发展。基于两者的相关性，使用他汀类和护骨素制剂等药物可同时对骨质疏松和动脉粥样硬化起保护作用。

30. 银屑病患者会有发生动脉粥样硬化的危险吗？

银屑病是一种常见的皮肤病，银屑病患者中 20%～30% 会出现关节损伤。中、重度银屑病与代谢综合征、动脉粥样硬化的发生呈正相关。

31. 肾病综合征与动脉粥样硬化有何联系？

当各种致病因素导致肾病综合征时，低蛋白血症所致的胶体渗透压改变会引起肝脏对胆固醇、三酰甘油、脂蛋白的合成增加。同时，肾病综合征会使脂蛋白酯酶活性降低，发生脂类清除障碍。这样会发生肾病综合征的高脂血症，加速动脉粥样硬化的形成。同样，动脉粥样硬化患者若不积极治疗，一旦发生肾动脉硬化，久而久之，就会引发肾病综合征。

32. 胰腺炎与动脉粥样硬化有何关系？

若动脉粥样硬化患者的血清三酰甘油过高需要警惕胰腺炎的发生，一是因为三酰甘油水平的升高使血液黏稠度增加，会引起胰腺微循环障碍和组织缺氧；二是因为富含三酰甘油的脂蛋白颗粒聚集会堵塞胰腺血管；三是三酰甘油升高会使胰腺中存在的脂肪酶作用于三酰甘油，释放出大量的游离脂肪酸，对胰腺产生毒性作用。因此，动脉粥样硬化患者应警惕胰腺炎的发生。

33. 哪些疾病会加速动脉粥样硬化的形成？

代谢综合征，肾功能不全，慢性炎症性疾病如系统性红斑狼疮、类风湿性关节炎的患者需要警惕动脉粥样硬化的发生。还有流行病学数据表明，牙周感染有增加人罹患动脉粥样硬化的危险性。

34. 中医学如何认识动脉粥样硬化？

中医学没有"动脉粥样硬化"这个命名，膏脂学说是中医认识本病的重要理论依据。中医学认为，脂与津液同一源流，是津液之稠浊者，并能化入血中。膏脂源于水谷，经胃的受纳，脾的运化，转化为精微物质；经肺的输布，转输血脉化为营血，部分变为膏脂。正常膏脂随血液运行营养五脏六腑、四肢百骸和脑髓。若因禀赋不足、饮食不节、脾胃失调、情志内伤、肝胆失利、年老体弱、肾虚不足等导致摄食过多或转输、利用、排泄异常，皆可使血中膏脂堆积，过多的膏脂浊化而成为痰湿浊邪，浸淫脉络，使气血运行失常、脏腑功能失调，而出现"痰证""瘀证""脉痹"等，进而致成本病。中医学认为动脉粥样硬化的本质是"本虚标实"，本虚包括气虚、阴虚、阳虚；标实包括血瘀、痰浊、气滞、寒凝等。

35. 中医学认为动脉粥样硬化的病因病机是什么？

中医学认为本病多因：①饮食不节，脾胃受损；②喜嗜烟酒；③素体虚弱，复感外邪；④七情内伤、情志失调；⑤禀赋不足，好逸恶劳；⑥年高体弱，肾气渐衰。以上原因并非单一致病，常数项并存，交互为患。

36. 中医学将动脉粥样硬化分为几种证型？

中医对动脉粥样硬化的研究进展很快，辨证方法很多，根据临床常见症状，大致可分为以下几种证型。

（1）脾虚湿盛型：面色淡黄，体型丰满，四肢倦怠，舌淡，苔白腻或白滑，脉滑。

（2）湿热内蕴型：面色无华，烦渴口干，渴而不欲饮，身体困重，舌红苔黄腻，脉濡数。

（3）肝火炽盛型：面红目赤，口苦，胸胁胀满，小便短黄，大便干燥，舌红苔黄，脉弦数。

（4）阴虚阳亢型：头晕目眩，耳鸣，失眠多梦，肢体麻木，口渴，舌质红苔黄，脉弦。

（5）气血瘀滞型：胸闷气短，心前区刺痛，痛有定处，舌质紫黯有瘀点，脉弦。

（6）肝肾阴虚型：眩晕耳鸣，消瘦口干，腰膝酸软，肢体麻木，舌红少苔，脉细弱。

二、治疗篇

37. 动脉粥样硬化的治疗原则是什么？

（1）治疗前，应考虑患者的年龄、性别和健康状况，综合评价后确定合理的治疗方案。

（2）药物治疗：确诊后，应当在医生的指导下有规律地服用扩张血管、调节血脂、抗血小板、溶解血栓或抗凝等药物。目前有多种类型和规格的药物可以选择，要做到药物治疗方案个体化。

（3）积极治疗与本病相关的疾病，如高血压、肥胖、痛风、糖尿病、肾病综合征和有关的内分泌疾病。

（4）重视非药物治疗：如清淡饮食、适量运动等。

38. 动脉粥样硬化治疗的非药物疗法有哪些？

（1）戒烟、限酒：绝对戒烟，少量饮酒，每日饮酒量控制在 40°白酒 30 mL 以下，葡萄酒 100 mL 以下。

（2）合理安排饮食：每日饮食总热量不宜过高，忌高糖、高脂饮食，多吃抗衰老食物保持血管弹性，粗细粮搭配，保证营养均衡。

（3）进行体育锻炼：提倡有氧运动，根据个体差异，选择适合的运动；尽量每日运动 1 次，每次 30 ~ 60 分钟。

（4）心理平衡：避免精神紧张、烦恼和焦虑，保持心情舒畅；规律作息，保证充足睡眠。

39. 药物治疗的原则是什么？

（1）对症治疗：在医生指导下选择合适药物，选择疗效高、不良反应小、适应证明确的药物。

（2）联合用药：对于严重的动脉粥样硬化患者，单一用药无效时，可考虑联合用药，注意不同药物间相互作用的问题。谨慎用药，密切观察临床反应、监测有关安全指标。

（3）积极治疗原发病：在治疗动脉粥样硬化的同时，应注意引发动脉粥样硬化的原发病，标本兼治。

（4）预防可能发生的疾病：动脉粥样硬化作为许多心脑血管疾病的诱因，治疗时需警惕此类疾病的发生。

（5）注意不良反应：密切注意药物的不良反应，如有异常，应考虑减低药量或停药，并对异常指标追踪观察至恢复正常。

（6）服药同时坚持饮食疗法和运动疗法：药物治疗加上运动、饮食疗法，是治疗的"三部曲"，只有互相配合，才能有好的疗效。

40. 西医治疗动脉粥样硬化的药物有哪几类？

治疗动脉粥样硬化的药物大致可分为四类：①他汀类药物，如辛伐他汀；②贝特类药物，如吉非贝齐；③烟酸类药物，如阿昔莫司；④抗氧化剂，如普罗布考。

41. 治疗动脉粥样硬化的药物不良反应有哪些？

不良反应主要为胃肠道不适，如恶心、呕吐、腹痛、便秘、消化不良等。一般不良反应有口干、流感症状、转氨酶升高等，发生率≥1%，停药后即可消失。

肌病（包括肌炎和横纹肌溶解）是他汀类药物最典型的不良反应，表现为肌无力、肌痛、无尿、血清肌酸激酶升高等。与其他药物合用为肌病的诱发因素，他汀类与环孢素、红霉素、克拉霉素抗真菌药和蛋白酶抑制剂合用会增加肌病的发生率；与烟酸类、贝特类药物合用亦会增加肌病发生的风险。在用药治疗时应严密监测肝功能。若发现患者有肌痛、肌无力、类流感症状时，应立即检测肌酸激酶并停药。

42. 如何预防他汀类药物引起的横纹肌溶解症？

肌病通常发生于使用较大剂量他汀类时，通常，对于老年患者，尤其是体型瘦小、虚弱的老年女性，他汀类药物治疗剂量应慎重。此外，虽然他汀类和贝特类联合用药会增加肌病的风险，但是中等剂量的他汀类与贝特类合用，肌病的发生率是比较低的，尤其对于没有多系统肌病和未服用其他药物的患者，更是如此；他汀类与烟酸类药物合用发生肌病的风险相对低。

43. 长期服用降脂药应注意什么？

治疗动脉粥样硬化的"三部曲"是药物治疗、饮食治疗和运动治疗。因此，服用降脂药的同时，应坚持进行饮食调整和体育锻炼。还要注意改善生活方式，戒烟限酒。定期复查血脂，每 3 个月复查肝功能，并根据复查结果调整用药剂量或更换药物。密切关注药物引起的不良反应，定期复查安全指标，若有异常，及时请教医生是否减量或停药。

44. 哪些患者不宜进行降脂治疗？

（1）活动性肝炎患者。

（2）怀孕或哺乳期妇女。

（3）慢性缺血性心力衰竭、晚期脑血管疾病或活动性恶性肿瘤的患者。

45. 动脉粥样硬化患者血脂正常了，可以停药吗？

当血脂水平降到接近正常水平时，可适当减少用药量，长期小量维持治疗。如从每日 1 片降到每日半片，或两天 1 片等。不应该立即完全停药。首先，任何一种降脂药，还都无法达到"一劳永逸"的效果，一旦停药，血脂水平多会反弹。其次，血脂水平除了受饮食、运动、药物影响外，还和机体代谢水平、遗传因素关系密切。长期坚持服药是很有必要的，不但可改善血脂水平、使动脉粥样硬化斑块面积减小，还可降低急性心脑血管事件发生率。

46. 动脉粥样硬化可以手术治疗吗？

对于狭窄严重或已经闭塞的血管，特别是冠状动脉、肾动脉或四肢动脉，可以行再通、重建、旁路移植等外科手术治疗，以恢复动脉的血供。用带球囊或旋转刀片的心导管进行经腔血管成形术，可将突入动脉管腔的粥样物质压向动脉壁，或将之切下吸出使血管再通；经血管腔引入高能激光束或超声束射向阻塞血管腔的粥样物质，使之汽化或震碎，使血管再通。

47. 冠状动脉粥样硬化性心脏病介入治疗的适应证是什么？

（1）稳定型心绞痛经药物治疗后仍有症状，狭窄的血管供应中到大面积处于危险中的存活心肌的患者。

（2）有轻度心绞痛症状或无症状但心肌缺血的客观证据明确，狭窄病变显著，病变血管供应中到大面积存活心肌的患者。

（3）介入治疗后心绞痛复发，管腔再狭窄的患者。

（4）急性 ST 段抬高心肌梗死发病 12 小时内者，或发病 12 ~ 24 小时，并且有严重心力衰竭和（或）血流动力学或心电不稳定和（或）有持续严重心肌缺血证据者可行急诊经皮冠状动脉介入术。

（5）主动脉－冠状动脉旁路移植术后复发心绞痛的患者，包括扩张旁路移植血管的狭窄、吻合口远端的病变或冠状动脉新发生的病变。

（6）不稳定型心绞痛经积极药物治疗，病情未能稳定；心绞痛发作时心电图 ST 段压低 >1 mm、持续时间 >20 min，或血肌钙蛋白升高的患者。

48. 经皮冠状动脉介入术术后应如何预防再狭窄？

现广泛应用的药物洗脱支架植入术后半年约 10% 患者发生再狭窄，再狭窄主要与血管弹性回缩、内膜增生反应和炎症反应、血管重构有关。因此，行经皮冠状动脉介入术后，需要延长联合抗血小板治疗时间。研究表明，联合用药（如他汀类、ACEI 类、β 受体阻滞剂类）可使术后再狭窄的危险降低。此外，介入治疗后早期康复运动也给患者带来诸多益处。依据美国运动医学会推荐，对于简单病变患者，不必严格限制其介入后的运动量，一部分患者可能经过简单的康复运动就可以恢复日常非体力劳动工作。对于复杂病变或有并发症而未行处理的患者，如期前收缩、心力衰竭等，需要从低负荷运动开始，逐渐改善心功能。

49. 糖尿病患者有动脉粥样硬化如何治疗？

（1）控制血糖水平：有效控制血糖能够改善糖尿病患者的血脂异常，而且一些降糖药物如格列齐特、阿卡波糖有调节胆固醇、三酰甘油和脂蛋白水平的作用，有益于减少急性心血管事件的发生。

（2）降脂药物治疗：糖尿病患者发生动脉粥样硬化的最密切危险因素是低密度脂蛋白胆固醇水平，所以治疗时要着重降低 LDL-C 的浓度，首选他汀类药物。糖尿病患者的理想 LDL-C 水平 < 2.6 mmol/L、HDL-C > 1.2 mmol/L、TG <2.3 mmol/L。

（3）饮食控制、适当运动、保持理想体重：食物中饱和脂肪酸的比例应降低，建议用不饱和脂肪酸来代替饱和脂肪酸；适当运动，保证动脉粥样硬化斑块的稳定性。

50. 高血压患者合并动脉粥样硬化时如何治疗？

许多高血压患者伴有脂代谢紊乱，高血压和动脉粥样硬化均为冠心病的危险因素，两者并存时更应积极治疗。

（1）加强生活和饮食管理，控制热量摄入，适当增加活动量。运动以散步、慢跑、打太极拳为主，不宜剧烈运动。

（2）低盐饮食：正常人每日盐的摄入量应 <6 g，当高血压和动脉粥样

硬化并存时，每日食盐量应掌握在 5 g 以下，同时要避免隐形食盐的摄入。

（3）选择降压药时可选择有利于脂质代谢的药物，如血管紧张素转换酶抑制剂卡托普利、贝那普利或 β 受体阻滞剂拉贝洛尔等。若经降压治疗血脂水平未见改善，应遵医嘱配伍降脂药物。

（4）降血压药物合并降血脂药物治疗时，需要注意：烟酸类药物可加强降血压药物的血管扩张作用使血压下降；胆汁酸螯合药会减少噻嗪类利尿药的吸收，两药间隔时间不宜过短。

51. 哪些治疗高血压的药物可能会引起动脉粥样硬化？

目前发现一些治疗高血压的药物，在治疗高血压的同时，可引起血脂升高，称为动脉粥样硬化的"促进剂"，如一些利尿降压药双氢克尿噻、复方降压片；钙离子拮抗剂硝苯地平等。在服用降压药时应定期检查血脂浓度，发现血脂升高、血液黏稠度增高时，应改换其他药物。

52. 中医防治动脉粥样硬化的优势是什么？有何不足？

近些年，中医根据其独特的治疗理论和作用，在防治动脉粥样硬化方面取得了积极的进展。中医药能标本兼治，通过整体调节、辨证施治预防和治疗动脉粥样硬化，且没有明显的不良反应。但是，中医药治疗动脉粥样硬化尚缺乏可靠的治疗依据，无论是单味中药还是复方中药，其起作用的具体成分尚不明确，临床研究病例相对少，且缺乏可重复性。

53. 可以改善动脉粥样硬化的常用中药有哪些？

如何首乌、瓜蒌、半夏、当归、川芎、白术等。此外，还有一些常用药对，比如蒲黄－海藻，茵陈－山楂，三七－昆布，银杏叶－红花，丹参－麦冬，鸡血藤－莱菔子，川芎－葛根，骨碎补－漏芦，茯苓－桑寄生。

54. 可以用中成药治疗动脉粥样硬化吗？

实验研究和临床研究均表明一些中成药具有降血脂、防治动脉粥样硬化的作用，但中医治疗特点是辨证论治，每种中成药所适合的证型不同，还需遵医嘱服用。比如，化脂灵、冠心丹参片、活血降脂胶囊适用于气滞血瘀型的动脉粥样硬化患者；降脂化瘀丸适合痰瘀互结型者；绞股蓝总苷片适合心脾气虚型者；补肾宁片、三仙降脂胶囊适合脾肾阳虚型者。

55. 中医药可以改善动脉粥样硬化易损斑块吗？

研究发现，单味药、中药复方和中成药能够通过抑制炎症因子、抑制平滑肌细胞增殖、调节血脂水平、保护血管内皮功能来稳定斑块，使易损斑块转变为稳定斑块，改善动脉粥样硬化，降低发生急性心脑血管事件的风险。

56. 针灸能治疗动脉粥样硬化吗？

基础研究和临床研究表明，针灸是可以通过降血脂来改善动脉粥样硬化的。针灸通过刺激穴位，影响肝脏对胆固醇的合成和肠道对胆固醇的吸收排泄，发挥降血脂作用。此外，针刺足三里等保健穴位可使机体免疫力增强，从而加强机体对沉积脂质的吸收。

57. 治疗动脉粥样硬化的穴位有哪些？

（1）有健脾和胃作用的穴位：三阴交、地机、阴陵泉等。

（2）有活血化瘀作用的穴位：人迎、丰隆、足三里、内关等。

（3）有宽胸理气作用的穴位：膻中、阴郄、郄门等。

（4）有化痰散结作用的穴位：风池、环跳、委中、神门等。

58. 按摩治疗动脉粥样硬化的机制是什么？

按摩具有疏通经络、条畅气血的作用，且操作简单、方便。按摩能促进身体热能的消耗，减少皮下脂肪的积聚，加快脂肪的代谢吸收，对消化系统、内分泌系统、神经体液代谢等有双向调节的作用。因脂肪组织间隙的血管很少，而长时间的手法按摩能促进毛细血管再生、消除脂肪中的水分，加速脂肪组织"液化"及利用。

59. 不同身体部位，按摩手法有何不同？

四肢按摩以推、拿等方法为主，上肢多用拿、搓、拍手法，下肢多用推、搓、拍等手法；胸背部按摩以推、按、拿、擦法为主，胸部手法不可过重，避免损伤胸骨和肋骨；臀部脂肪多，按摩重点在两侧髂骨上下，手法可稍重；面部和颈部按摩以揉、捏、拍法为主。

60. 动脉粥样硬化患者的饮食疗法原则是什么？有何禁忌？

（1）限制能量摄入、均衡营养、控制体重：脂肪占每日饮食总热量的20% 为宜，并且以不饱和脂肪酸为主。若三酰甘油 > 11.3 mmol/L，脂肪摄入量应严格限制在总热量的 15% 以下。

（2）多吃抗衰老食物，忌"谈肉色变"。

（3）慎重选择食用油。

（4）供给充足的膳食纤维、矿物质和维生素。

动脉粥样硬化患者的饮食应避免不良进食行为，如食物块大、咀嚼少、进食速度快、边看电视边进食、晚餐丰盛、睡前进食。

61. 动脉粥样硬化患者运动时应遵循什么原则？

（1）选择合适的运动项目：老年患者或有并发症的患者在进行运动之

前一定要进行体检和适应性练习，不可逞强，避免引发不必要的伤害。

（2）明确运动时间、强度和频率。

（3）循序渐进，持之以恒：无论进行哪种运动锻炼，都不是短时间内能看到效果的，需要持之以恒。

62. 哪些动脉粥样硬化患者不宜运动来辅助治疗？

当动脉粥样硬化患者合并以下疾病时不宜运动锻炼治疗：急性心肌梗死发作期、充血性心力衰竭、严重的室性和室上性心律失常、重度高血压、重度糖尿病、扩张型心肌病、肝肾功能损害、房室传导阻滞等。

三、养生康复篇

63. 空气污染会影响动脉粥样硬化吗？

近年来以 PM 2.5 为代表的可吸入颗粒物日益被人们重视。动物实验显示可吸入颗粒物可以刺激全身的氧化应激反应，并明显抑制高密度脂蛋白的抗炎作用。学者们也发现，长期暴露在尘粒浓度较大环境的居民，作为动脉粥样硬化的亚临床表现的颈动脉内中膜厚度会增加5%左右。

64. 气候变化对动脉粥样硬化有影响吗？

气候变化对血脂水平是有影响的，人体内的血脂存在季节波动，不同季节血脂水平不同。调查表明，血清胆固醇水平秋季最高，夏季最低。血清三酰甘油水平春季最高，秋季最低。

65. 精神紧张、情绪变化会加重动脉粥样硬化吗？

动脉粥样硬化病程较长，治疗的经济负担，加上对治疗缺乏信心，对病情恶化的恐惧等因素，会使患者产生负性情绪，甚至发生焦虑和抑郁症。这种情绪长期存在可引发心肌缺血、心律失常等，而这些症状又会加重患者精神紧张，形成恶性循环。

66. 职业因素与动脉粥样硬化有何关系？

相比之下，需要长时间站立的职业、伏案工作者动脉粥样硬化发生概率相对高。调查显示，作为易致动脉粥样硬化的因素，脑力劳动者的血清胆固醇和三酰甘油水平高于工人、农民。

67. 哪些食物会加重动脉粥样硬化？

脂肪含量高（如方便面）、高盐（如咸菜、咸鸭蛋）、高热量（如面包、汉堡包）、油腻（如肥肉）、高糖（如果汁）、高嘌呤食物（如动物肝脏）均可加重动脉粥样硬化。

68. 动脉粥样硬化患者能吃海鲜吗？

淡水鱼和海鱼都有蛋白含量高、脂肪含量较畜类低的特点，除此之外，鱼油中有一种特殊的脂肪酸，目前发现的是二十碳五烯酸（EPA）和二十二碳六烯酸（DHA），这两种脂肪酸除了降胆固醇作用比植物油强外，还有抗凝血和预防血栓形成的作用，海鱼中的含量比淡水鱼高，动脉粥样硬化患者可以多食海鱼。但是，螃蟹和鲍鱼不宜多吃，螃蟹会引起脂代谢紊乱，鲍鱼会增加血液中胆固醇的含量，增加血管阻塞的风险。

69. 适合动脉粥样硬化患者的药膳粥有哪些？

粥可调节胃口，增进食欲，在粥里加药食同源的食物，实为养生保健佳方。动脉粥样硬化患者可食用的药膳粥有玉米粥、绞股蓝粥、虫草粟米粥、荷叶粥、黑芝麻桑葚粥、枸杞粳米粥、决明子粳米粥、南瓜红薯粥、枣仁黑米粥、红豆薏米粥等。

70. 适合动脉粥样硬化患者的菜肴有哪些？

适合动脉粥样硬化患者的烹饪方法主要有蒸、炖、煮、凉拌，食物不宜红烧、过油。适合的菜肴有糖醋鱼、素炒三丁、葱烧海参、黄瓜拌海蜇、当归三七炖鸡、大蒜炒豆芽、西蓝花炒木耳、醋汁魔芋、醋泡花生仁、杏仁豆腐、草鱼炖豆腐、胡萝卜炒冬笋等。

71. 适合动脉粥样硬化患者的汤类有哪些？

汤类热量低、营养丰富，是动脉粥样硬化患者的好选择，如海藻黄豆汤、苦瓜豆腐汤、鲤鱼山楂汤、当归羊肉汤、冬瓜排骨汤、冬笋鲫鱼汤、虾仁竹荪汤、番茄海菜汤、冬菇瘦肉百合汤、鸡血藤豆芽汤、冬瓜芦笋紫菜汤、清炖鸭汤、红花生姜豆腐汤、海参冬笋汤等。

72. 吸烟、饮酒会加重动脉粥样硬化吗？

吸烟、饮酒都是动脉粥样硬化的独立危险因素。许多证据表明，吸烟者动脉粥样硬化性心脏病的发病率和死亡率是不吸烟者的 3 倍以上，香烟中的尼古丁和一氧化碳可刺激交感神经释放儿茶酚胺，使血清游离脂肪酸增加。游离脂肪酸会被脂肪组织摄取形成三酰甘油，三酰甘油水平升高会加重动脉粥样硬化斑块的易损性，增加急性心脑血管事件的发生率。酒为高热能饮品，酒精在体内产热供能，使摄入体内的其他食物转化为脂肪，还会阻止维生素的吸收。热能过盛导致肥胖，加快低密度脂蛋白的分泌，长期大量饮酒会出现严重的高脂血症。

73. 喝茶和咖啡对动脉粥样硬化有何影响？

喝茶可辅助治疗动脉粥样硬化，持之以恒方可见效。茶叶中所含的茶褐素、茶红素、茶黄素等成分有广泛的生物学活性，具有抗凝、减少血小板聚集黏附、清除自由基、影响脂质代谢、抑制动脉粥样硬化形成的作用。

饮用咖啡对动脉粥样硬化的影响说法不一，可以肯定的是，过量的咖啡会导致心律不齐。

74. 动脉粥样硬化患者对饮水有要求吗？

（1）晨起一杯水：动脉粥样硬化患者每日起床后饮一杯白开水，可以及时稀释黏稠的血液，促进血液流通。

（2）睡前一杯水：研究表明，睡前不饮水会导致血液浓缩，血黏度升高。所以，对于动脉粥样硬化患者，睡前饮一小杯水是有必要的。许多老年人担心睡前喝水会起床排尿而不愿饮水，其实应该纠正错误观念，夜晚起床排尿是因为老年人膀胱萎缩，即便睡前不饮水，也会在夜间起床小便。

（3）动脉粥样硬化患者可多喝磁化水。磁化水经过磁化处理，渗透力加强，含氧量丰富，能促进新陈代谢，增加营养吸收。也可用磁化杯泡茶，对动脉粥样硬化的防治很有帮助。

（4）饮水应少量多次，不可暴饮；夏日不可过多喝冷水。

75. 应用药茶调治动脉粥样硬化应注意什么？

（1）药茶不宜过浓，浓茶中的茶碱会导致血压升高。

（2）应用药茶前应了解药物的寒热温凉，选择适合自己的药茶。

（3）不宜过量服用。

76. 妇女更年期会增加动脉粥样硬化发病率吗？

流行病学资料显示，绝经前妇女血清 HDL 浓度较男性高，动脉粥样硬化的发病率远较男性低。女性绝经后由于雌激素缺乏会引起诸多异常，如骨质疏松症、血清胆固醇水平增高、HDL-C 降低，使动脉粥样硬化发病率增加，发生心血管病危险性增高。因此大多数学者认为使用雌激素可防止绝经后女性发生动脉粥样硬化，雌激素包括天然的和人工合成的雌激素，还有配合雌激素应用的黄体酮。雌激素使用不当会带来不良反应，故需在有经验的医生指导下应用。

77. 老年人动脉粥样硬化有何特点？

随着年龄的增长，肝细胞表面低密度脂蛋白受体逐渐较少，使 LDL-C 分解率降低，肝脏中胆固醇储量增加，血液中 LDL-C 升高。LDL-C 具有较强的致动脉粥样硬化作用，所以，老年人得动脉粥样硬化需要加倍重视，积极治疗，降低急性心脑血管事件的发生率。

78. 动脉粥样硬化患者如何判断自己的体质?

国医大师王琦教授将中国人的体质分为 9 种。

（1）平和体质：平和体质的人不易得病。典型的平和体质特点是：吃饭香，身体棒，睡眠好，性格开朗，适应能力强。

（2）气虚体质：可见少气懒言、自汗、乏力等。

（3）湿热体质：这类人脸部和鼻尖总是油光锃亮，易生粉刺、疮疖，口中时有异味，大便黏滞，小便发黄。

（4）阴虚体质：皮肤干燥，面颊潮红，手足心热，口干舌燥，大便干结，易失眠。

（5）气郁体质：多消瘦，经常闷闷不乐，多愁善感，无缘无故叹气，容易胸胁胀痛、心慌失眠。

（6）阳虚体质：畏寒，肢冷，性格多沉静内向，不喜吃凉。

（7）痰湿体质：最大特点是"心宽体胖"，腹部多松软肥胖，汗多，皮肤易出油，眼睛水肿，身重，容易困倦。

（8）瘀血体质：性格急躁，健忘，易烦躁，皮肤干燥粗糙，时现疼痛。刷牙时牙龈易出血，舌下青筋瘀紫，眼睛常有红血丝。

（9）过敏体质：容易对花粉或食物过敏，中医亦称为"特禀体质"。

79. 动脉粥样硬化患者如何根据体质不同选择食物?

（1）平和体质：饥饱有度，少吃过于油腻、辛辣之物。

（2）气虚体质：多吃有健脾益气功效的食物，如黄豆、大枣、桂圆、蜂蜜等。

（3）湿热体质：饮食宜清淡，以甘平食物为佳，如绿豆、空心菜、黄瓜等，少食辛温辛辣食物。

（4）阴虚体质：多吃甘凉滋润的食物，如冬瓜、百合、芝麻等。少食性温燥烈的食物。

（5）气郁体质：多吃行气、解郁、消食、提神的食物，如小麦、海带、萝卜、柑橘、山楂等。睡前避免喝茶、咖啡等提神醒脑之品。

（6）阳虚体质：多吃甘温益气的食物，如韭菜、辣椒、胡椒等，黄瓜、西瓜、梨类等寒凉食物应少吃。

（7）痰湿体质：饮食清淡为佳，少吃肥肉、甜品、油腻、性黏的食物。

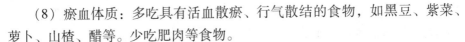

（8）瘀血体质：多吃具有活血散瘀、行气散结的食物，如黑豆、紫菜、萝卜、山楂、醋等。少吃肥肉等食物。

（9）过敏体质：饮食均衡，荤素搭配，少食辛辣、腥膻发物及含致敏物质的食物。

80. 什么是动脉粥样硬化饮食"五色"疗法？

是指动脉粥样硬化患者每天吃"红、黄、绿、白、黑"五种颜色的食物。"红"是指每日饮红酒 50 mL，进食 1~2 个西红柿。"黄"是指胡萝卜、红薯、南瓜等黄色食物，每天要适量食用其中的一种。"绿"是指绿茶、绿叶蔬菜。"白"是指每天服用燕麦片 50 g，兑入牛奶中服用。"黑"是指黑木耳或茄子等黑紫色食物。可辅助治疗动脉粥样硬化。

81. 动脉粥样硬化患者适合的运动有哪些？

有氧运动是动脉粥样硬化运动疗法中最有效的方法，如步行、慢跑、游泳、爬楼梯等。老年患者宜选择温和的运动方式，也可以尝试中医传统养生运动，如八段锦、太极拳、易筋经等。

82. 腹式呼吸对动脉粥样硬化有好处吗？

腹式呼吸能增加肺活量，改善心肺功能，疏肝利胆。动脉粥样硬化患者可尝试腹式呼吸，腹式呼吸是让横膈膜上下移动。吸气时横膈膜下降，会把脏器挤到下方，腹部膨胀，吐气时横膈膜将会比平常上升。呼吸时胸部没有起伏，只有腹部一鼓一瘪的动作。

83. 年轻人也要警惕动脉粥样硬化吗？

动脉粥样硬化性心脏病发生的年轻化趋势非常明显，一旦忽视前期症状，延误病情，中风或猝死的概率会加倍。因此要时时注意，每年体检，合理安排膳食，每周运动，积极预防疾病。

84. 预防动脉粥样硬化为何要从儿童时期开始？

动脉粥样硬化的萌芽状态在胎儿发育期已经开始，胎儿生长受限可造成重要器官营养缺乏，使扩血管因子功能失调，损伤心血管系统，进而造成新生儿低出生体质量，可进一步打破后天机体的代谢平衡，最终导致疾病的发生。

85. 只吃瘦肉也会得动脉粥样硬化吗？

动物的瘦肉中，组成蛋白质之一的蛋氨酸含量都很高，这种蛋氨酸在体内酶的催化作用下会产生同型半胱氨酸，同型半胱氨酸是动脉粥样硬化的危险因子。动物实验也表明，同型半胱氨酸会使动脉粥样硬化模型动物形成典型的粥样斑块。因此，瘦肉的摄入也不能过量。

86. 动脉粥样硬化患者可以吃鸡蛋、喝牛奶吗？

许多人担心鸡蛋、牛奶中较多的脂肪会使血脂升高，其实不然，鸡蛋中的卵磷脂可谓肝脏的"保护神"，不但可预防脂肪肝，还能促进肝细胞再生，降低血清胆固醇含量。牛奶中的脂肪酸为不饱和脂肪酸，不饱和脂肪酸能保持血管弹性，减少血小板黏附。由此看来，鸡蛋和牛奶都是对动脉粥样硬化患者有益的食物。需要注意的是，各种食物的摄取都需要有一个限度，绝不是多多益善，对于动脉粥样硬化患者来说，每天 1 个鸡蛋、300 mL 牛奶为佳。

87. 素食者会得动脉粥样硬化吗？

高血脂发病的主要原因是油脂摄入量长期超标，不是吃肉就会导致高血脂形成。若糖类食品（如米面中的淀粉、水果中的果糖）摄入过多，机体供大于求，也会在体内合成饱和脂肪酸，并增加胆固醇的合成，引起动脉粥样硬化。不吃肉而长期素食，还会因为营养素摄入不均衡导致机体免疫力降低，影响健康。

88. 如何调整患者的饮食心理异常？

每个人对食物的态度体现了个体的心理需要，若动脉粥样硬化患者戒不掉爱吃肉食的习惯，需要给予适当的校正，告知过多进食高脂肪、高胆固醇饮食的不良后果，反复向患者宣传饮食与疾病的关系，逐渐端正饮食习惯。

还有一些患者在得知自己患动脉粥样硬化后拒绝吃任何富含脂肪的食物，此时也应给予患者正确的指导，使其纠正饮食习惯，合理摄入脂肪。

89. 动脉粥样硬化患者心理活动有哪些？

动脉粥样硬化患者主要有以下几种心理：

（1）不稳定的情绪：患者得了动脉粥样硬化，由于缺乏对疾病的认识，容易形成不良的心理状态，如焦虑、抑郁、恐惧、悲观、易怒等。男性多见脾气暴躁，女性可见任性、抑郁、哭泣。

（2）疑心加重：对于性格内向、易消极的人来说，疑心会较重。比如有的患者身体某部位稍有不适就会联想到是不是和动脉粥样硬化有关系，会胡思乱想；有的患者会在见到医护人员低声说话时，以为是在探讨自己的病情，觉得自己病情加重甚至治疗无望。

此外，患者还会有比平常人更敏感的自尊心、依赖心理、孤独心理。

90. 如何对动脉粥样硬化患者进行心理调适、改变消积情绪？

对于动脉粥样硬化患者的恐惧心理，医护人员首先应给予患者有力的心理支持，用和蔼、耐心的态度给患者积极暗示，表现出权威和尊严，使患者对医护人员产生信赖感。其次应引导患者适当发泄，倾诉不快，减轻心理压力。还要在患者信赖的基础上，及时反馈治疗信息，增强患者的自信。家属更应当对患者多些理解和支持。

91. 动脉粥样硬化患者为何要保持积极向上的精神状态？

一方面，五脏功能协调，精神活动就正常，即"五脏安定，血脉和利，精神乃居"；另一方面，精神活动也会影响五脏的正常生理活动。"怒伤肝、喜伤心、思伤脾、忧伤肺、恐伤肾"，如思虑伤脾则脾失健运；或郁怒伤肝，肝失条达则气机不畅。保持积极、健康向上的精神状态对防治动脉粥样硬化是非常有利的。

92. 动脉粥样硬化患者如何注重生活质量？

（1）对于上班族，要做到心情愉悦平静、起居有常，不妄作劳、劳逸结合，进行一定的休闲娱乐活动。

（2）对于退休的中老年人，可选择适合的兴趣爱好，如旅行、种花养鸟、欣赏音乐、读书等，陶冶情操。

93. 动脉粥样硬化患者如何安排睡眠？

中医提倡睡眠应"与日月共阴阳"，即睡眠应根据四季特点进行调节。春夏季宜晚卧早起，秋季应早卧早起，冬季应早卧晚起。动脉粥样硬化患者应有足够的睡眠，睡眠时间以 8～9 h 为宜，午饭后可睡 0.5～1 h。晚饭不宜过饱、过饿。睡前不喝咖啡、浓茶等刺激性饮品，以免影响睡眠。

94. 动脉粥样硬化患者为何要养成每天排便的好习惯？

正常规律的排便是动脉粥样硬化患者需要保持的重要方面。便秘时大便变干，排便时过度用力，会增加心肌耗氧量，加重心脏负担。如果患者便秘严重，千万不要强行排便，可以使用开塞露等辅助排便。

保持大便通畅，要养成定时排便的习惯，饮食健康，根据自己的情况增加运动，可促进肠道蠕动。必要时可做提肛运动，每日 30～50 次，可增加肛门周围肌肉的收缩力。

95. 动脉粥样硬化患者洗浴时的注意事项有哪些？

动脉粥样硬化患者最好在服药后进行洗浴，应餐前洗浴，严禁饱食后洗浴，注意保暖，水温不宜过高（25～40 ℃），注意通风和浴室内湿度

（60%），老年人洗澡需有家人陪伴。不宜洗桑拿，因桑拿室通风欠佳，过高的二氧化碳浓度对患者不利；桑拿室过高的温度也易使血液浓缩，血栓形成。

96. 适合动脉粥样硬化患者的沐浴疗法有哪些？

沐浴疗法有行气活血、祛风散寒、止痒镇痛等作用，可起到养生保健、辅助治疗疾病的作用。

（1）米糠水浴疗：布口袋装入1000 g细米糠，加入适量水中蒸煮，后倒入浴缸中，患者入浴缸浸泡10 min，期间用米糠袋擦洗皮肤即可。

（2）温泉浴疗：温泉中富含多种矿物质，对防治疾病有一定功效。其温度可促进毛细血管扩张，加速血液循环。

97. 有适合动脉粥样硬化患者的药枕吗？

药枕疗法是通过药物对颈部的血管神经、穴位起刺激作用，以达到气血流畅、经络疏通的目的。药枕尤其适合脑动脉粥样硬化的患者。

（1）荷叶、明矾、竹茹各700 g，石菖蒲500 g。捣碎和匀，装入枕芯，制成枕头使用。

（2）荷叶1000 g，白菊花800 g，夏枯草500 g。各味研为粗末和匀，装入枕芯，制成枕头使用。

（3）荷叶800 g，绿茶300 g，罗布麻、荞麦皮各100 g。各味研为粗末和匀，装入枕芯，制成枕头使用。

98. 动脉粥样硬化患者四季养生注意事项有哪些？

（1）春天乍暖还寒，气温多变，有意地"春捂"很重要。不宜睡眠过多，睡眠过多会使新陈代谢减慢，气血运行不畅，不利于浊气的排出。应多食蔬菜、水果，忌油腻、酸涩、生冷之物。

（2）夏天是一年中阳气最盛的季节，也是人体新陈代谢最旺盛的时期。要预防中暑，不宜长时间待在空调房中。夏天易出汗，"汗为心之液"，多汗会导致心气耗伤，只有神气充足，人体机能才能旺盛，因此心神愉悦实乃夏季养生之道。

（3）秋天气候干燥，食物的选择上应以甘平润燥、养肥生津之品为主，如梨子、百合、麦冬、山药等。秋季温差变化大，应注意防寒保暖。

（4）冬季阴气极盛，万物收藏，此时应保养身心，忌情志过极，以免干扰人体相对减少的阳气。饮食宜温热，忌食生冷黏硬之物。条件允许时可多在室外锻炼，以补阳光照射不足。

99. 如何"治未病"？

中医治未病的养生思想倡导人们仔细处理日常生活中的每个细节，除了对健康的认识，还有吃饭、睡觉、运动、工作、思想等方面。治未病应注意以下几点。

（1）定期体检：即使患小病也应及时治疗，很多疾病初始没有症状，故要定期做健康体检。

（2）调整情绪，保持乐观：正视自己，做力所能及的事情，关心他人，保持良好的心态。

（3）顺应天时：根据"春生、夏长、秋收、冬藏"的自然时序，把握"春养肝、夏养心、秋养肺、冬养肾"的原则；且按照不同的地域、环境、年龄、性别来因人、因地、因时养生。

100. 有防治动脉粥样硬化的疫苗吗？

研究表明，用相应的肽序列免疫实验动物能减少粥样斑块的增生，并降低病变部位的炎性反应，提示可开发基于 ApoB 肽抗原的动脉粥样硬化疫苗。通过筛选不同的 ApoB 肽序列，现已确定 3 个含有 20 个左右氨基酸序列的 ApoB 肽。当与清蛋白载体偶联，以氢氧化铝为佐剂进行免疫，能使实验动物的动脉粥样硬化发生率减少 60% ~ 70%。一种名为 p210 的含有这种肽序列的疫苗目前已进入对人安全性和有效性研究的最后临床前开发阶段。

参考文献

［1］李晨，王宏宇．胚胎发育与冠状动脉粥样硬化性心脏病发生的研究进展［J］.心血管病学研究进展，2015，36（3）：242 – 245.

［2］黄新云，曹奇，唐朝克，等．骨质疏松与动脉粥样硬化的相关性［J］.中国动脉硬化杂志，2015，23（2）：207 – 212.

［3］施彦，赖文娟．血尿酸浓度水平与动脉粥样硬化斑块的相关性分析［J］.中国当代医药，2014，21（27）：58 – 60.

［4］杨羽，熊霞．银屑病与动脉粥样硬化的相关性［J］.泸州医学院学报，2014，37（2）：232 – 234.

［5］王锦溪，李虹伟．空气污染与心血管疾病发病及预后的研究进展［J］.心脏杂志 2013，25（6）：719 – 721.

［6］高玉霞，张美琳，孙跃民，等．叶酸与动脉粥样硬化的研究进展［J］.中国慢性病预防与控制，2014，22（6）：740 – 742.

［7］封艳，钟良军，张源明．牙周炎与动脉粥样硬化［J］.牙体牙髓牙周病学杂志，

2005，15（12）：699－702.

［8］钱卫东，方祝元，鲁海婷．中医药干预动脉粥样硬化易损斑块研究进展［J］．中华中医药杂志，2014，29（6）：1935－1937.

［9］李洁，安佰海，韩晶．中药治疗动脉粥样硬化的研究进展［J］．中国中医药科技，2014，21（2）：227－228.

［10］张绍兰，高永翔．动脉粥样硬化的疫苗防治［J］．现代医药卫生，2014，30（8）：1179－1182.